教育部人文社会科学研究青年基金项目成果

运动损伤急救
First Aid for Sports Injuries

生命链急救 编

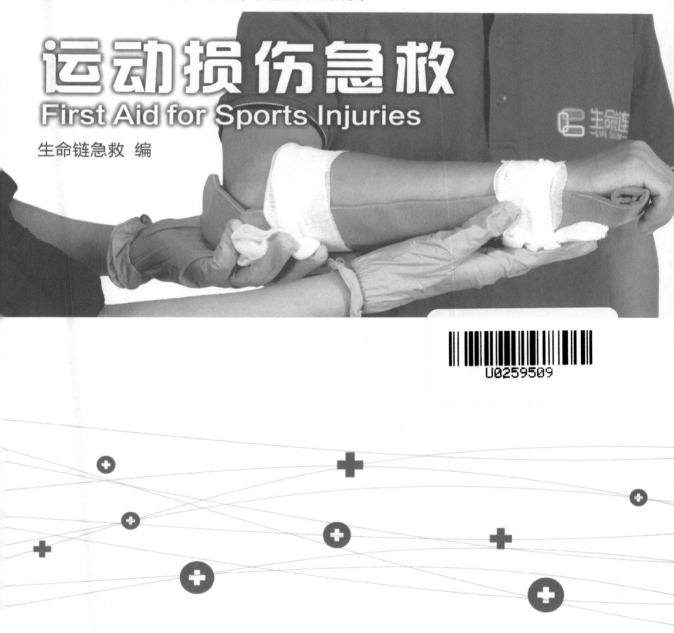

U0259509

社会科学文献出版社
SOCIAL SCIENCES ACADEMIC PRESS (CHINA)

教育部人文社会科学研究青年基金项目资助，批准号 17YJC890031，题名《线上线下互动式教学法在高校体育专业运动防护系列课程中的应用研究》

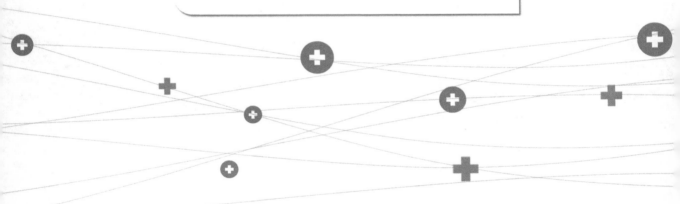

编审委员会

李　航　［中国南方航空集团有限公司］

李东明　［广州东瀚户外运动有限公司］

时　杰　［广东财贸职业学院］

吴义华　［广州大学］

吴倩行　［生命链（广州）大健康产业股份有限公司］

林　田　［广东药科大学］

周　同　［广州体育职业技术学院］

周志鹏　［广州市红十字会医院］

郑洁纯　［广州体育职业技术学院］

胡奎娟　［广东体育职业技术学院］

胡晓燕　［广东体育职业技术学院］

胡婉仪　［广州市南沙区游泳协会］

祝振军　［广州大学］

席　兵　［广东省足球协会］

黄信嘉　［特乐扩运动防护研究院］

龚　睿　［广州大学］

商执娜　［广州大学］

梁洁玲　［生命链（广州）大健康产业股份有限公司］

谢丽敏　［生命链（广州）大健康产业股份有限公司］

蔡宗兴　［生命链（广州）大健康产业股份有限公司］

秘　书　谢丽敏　［生命链（广州）大健康产业股份有限公司］

黄智江　［生命链（广州）大健康产业股份有限公司］

黄柄力　［生命链（广州）大健康产业股份有限公司］

前 言

运动有益健康，但运动也常常伴随着伤害风险。在运动训练、体育比赛过程中遭受意外伤害或突发疾病时，及时、有效的急救措施可以挽救伤员生命，防止伤势或病情恶化，为后续治疗提供必要的条件；同时还可以减少伤残，促进康原。基于以上考量，我们编写了这本运动急救指导用书。

这是一本简便实用的急救指南，用以应对体育活动中出现的伤害及疾病。对于参与运动人员伤病的急救处理，无论是严重的，还是轻微的，本书都将结合图文尽量给予清晰的指导，力求简明扼要。由于可能存在医疗资源有限的情况，本书主要对运动急救提供一个完整的操作方法，对于各种情况下适时重回赛场的准则以及急救人员在处理运动员伤情时应该携带的设备，本书也将提出建议。书中所介绍的是"在有限资源条件下最好的急救实践"，如不可能达到这种条件，那么，请在慢慢提高急救水准时尽您所能。

本书适合体育专业人员、体育爱好者、体育行业产业各相关人士及非持有执业医师资格的急救人员使用。对于刚从事运动医疗工作的治疗师及医生也有指导作用。

本书由经常处理类似意外伤害的专业人员所策划编写，希望对您有所帮助。

编　者

写于 2022 年 1 月

目 录

第一章 受伤运动员的评估及休克检查

一、评估

评估是伤害防护和后续急救的良好基石，第一个目标是判断所有可能威胁生命的情况，若有必要则开始进行复苏术。在移动运动员之前必须注意所有情况，有些情况需呼叫紧急医疗系统（EMSS）。

评估时应小心，不要移动运动员。应避免任何不必要的移动或粗鲁的搬动，因为可能会使未察觉的骨折或脊柱损伤恶化。评估分为首要检查和次要检查两部分。

1. 首要检查

首要检查的目标是尽量找出可能致命的状况和原因，如呼吸道堵塞或大量出血等。首要检查要正确且迅速地完成，并立即采取必要的措施。在这里，我们以首要检查步骤的英文首字母所组成的 ABCDE 来依次说明。

A（airway）：呼吸道是否畅通？

若运动员会说话、喊痛或有意识，那表示呼吸道是畅通的。如运动员失去意识，则应利用压额抬颏法来畅通其呼吸道（见图 1-1）。但如果怀疑运动员有颈部伤害，则应小心，须改用托颏法来畅通呼吸道（见图 1-2）。

B（breathing）：是否有呼吸？

若运动员有意识，则表示有呼吸，但仍要注意是否有呼吸困难或不正常的呼吸声出现。若运动员无意识，则先保持其呼吸道畅通，救护员用眼睛看着运动员胸部是否有起伏，耳朵靠近其口鼻，去听，去感受是否有气体的进出（见图 1-3）。

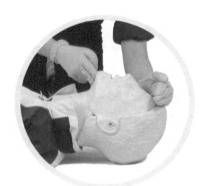

图 1-1　压额抬颌法

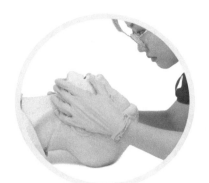

图 1-2　托颌法

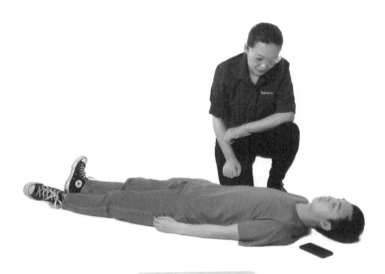

图 1-3　检查呼吸

C（circulation）：是否有循环？

（1）以 5 ～ 10 秒的时间观察运动员胸腹部起伏情况来判断循环是否正常。若无脉搏，则立刻开始进行心肺复苏术。

（2）检视全身是否有大量出血的状况，如有明显的出血，应立即采取止血措施（详见第四章）。

D（disability）：意识状况如何？

当完成前述步骤后，接下来要判断运动员意识状态的程度，以了解是否有明显的中枢神经伤害（见图 1-4）。若发生严重创伤，则应怀疑有脊柱的伤害，要给予妥善处置（固定）并呼叫紧急医疗系统（EMSS）。我们可以用下列四个等级来了解运动员意识清楚的程度。

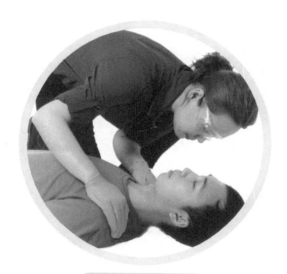

图1-4　判断意识

（1）意识清醒：运动员眼睛睁开且可以清楚地回答问题。如运动员能回答出自己的电话号码、名字、身在何处等。

（2）对声音的刺激有反应：运动员眼睛闭合，且无法回答上述问题，但对所提出的问题仍能以某些方式表达出来（如点头或摇头）。

（3）对痛的刺激有反应：运动员眼睛闭合，且对问题无法做出反应，但对于皮肤的刺激（如捏或刺）有所反应。

（4）没有反应：运动员对任何刺激都没有反应。

E（exposure）：暴露伤情。

在运动员情况平稳、现场条件允许的情况下，应充分暴露运动员的受伤部位，以便进一步检查，检查应包括头、颈、胸、四肢、骨盆、脊柱等部位，同时向受伤运动员了解受伤的经过和既往病史。注意在解开运动员衣物暴露伤情时，应保护好运动员的隐私。

2. 次要检查

在完成首要检查并已排除可能致命的状况后，开始次要检查。这个阶段的检查内容虽跟生命安危无直接关系，但若忽略，则仍可能有生命危险。故要仔细做好次要检查。次要检查共有五项。

（1）主要症状和原因：症状是指当您问运动员"你怎么了"或"哪里不舒服"时，运动员所说的和表现出来的所有状况，同时了解一下运动员受伤的原因和过程。

（2）过往病史：试着去询问运动员与现状相关的病史，如是否有过敏病史、是否做过外科手术等。

（3）找出痛点：以轻微触诊的方式去找出运动员不舒服或有异常的部位。

（4）两侧比较：将运动员伤侧和健侧做比较，以了解任何可能的异常状况（包括结构上和功能上的）。

（5）实时观察并记录：即使运动员状况渐趋稳定，也应随时观察是否有任何变化，并做下记录，以利于就医时医师能做出正确诊断。

当完成上述的次要检查后，您应当已了解运动员的伤痛状况，这时候您就可以开始系统地采取正确的处理措施。

二、休克检查

任何重大伤害后第一个小时内的适当处理是最重要的，因为这一段时间运动员随时会有发生休克的可能，若发现太慢或处理不当，随时会有生命危险。当身体的有效血容量迅速降低时，休克就会发生。任何伤害都有可能会影响到血液循环，因此，运动员受伤后，随时都要注意针对休克做出正确的判断和处理。

如果运动员出现以下症状——

• 变得神经质、紧张

• 脉搏变快

• 皮肤湿冷

• 觉得口渴且全身是汗

• 脸色苍白或铁青

• 呼吸急促

• 觉得恶心、反胃

则采取以下急救措施——

（1）启动紧急医疗系统 EMSS（拨打 120）。

（2）若怀疑有颈部伤害，千万不要移动运动员。

（3）畅通呼吸道，维持其呼吸状态。

（4）控制出血状况（通常是直接加压止血）。

（5）将脚垫高 20～30 厘米（直腿），但若有骨折现象，则不要移动脚部。

（6）固定骨折处。

（7）必要时可帮助运动员覆上毛毡或保温毯。

（8）如果可能，让运动员仰卧平躺。除非：

• 有头部伤害（抬高头及肩部）

• 中风病人（取半卧位）（见图1-5）

• 没有意识（侧躺、复原体位）（见图1-6）

• 呕吐（侧躺、复原体位）

• 呼吸困难或胸部伤害（保持半卧位）

• 心脏病（保持半卧位）

注意：做任何处理时请勿急躁，并且在这段时间内不要给运动员补给任何食物或饮料。

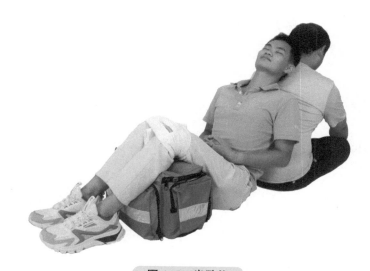

图1-5 半卧位

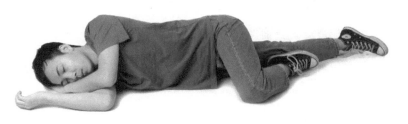

图1-6 侧卧位

第二章　启动紧急医疗系统

一、求救电话卡制作

平时应注意搜集工作地点附近的医疗机构、公安部门等可以求救的团体或个人的电话，并制作成可随身携带的小卡片（范例如表2-1），分发给相关的老师、教练、运动员等。

二、正确拨打求救电话

拨打求救电话时，应该说清楚如下事项——

（1）事故地点：发生事故的地址。可能的话，说清楚可能有哪些明显的地标及如何最快到达的路线（若有多余人手，可要求该人员到适当的地点等待救援）。

（2）电话号码：说出您所用的电话号码，并保证电话畅通不断线，当急救单位想要了解更多信息时，能够及时联系上您。

（3）事故情况：说明伤害现场发生的状况（如突发心脏病或溺水等）。

（4）协助内容：您需要什么样的协助，有多少伤员及有何特殊的状况，以及现场做过的急救处理（如心肺复苏、止血等）。

注意：一定要等对方（急救单位）先挂断电话，您才可以挂断电话！

表 2-1　紧急求救电话卡范例

紧急求救电话卡	
紧急联络人（姓名：王小明）	020-12345478
医务所	020-12345478 转 2016
学生处	020-12345478 转 1527、1528
保安室	020-12345478
校医院	020-12345478 转 2143 至 2154
天河分局	020-12345478
派出所	020-12345478
医疗急救电话	120
火灾急救	119
刑事（报案、交通意外）	110，122

- 打求救电话时请说明：事故地点、您所使用的电话号码、事故发生的现场状况及曾做过的现场急救处理。
- 务必于急救单位挂断电话后，您才可以将电话挂断！

第三章　心肺复苏术（CPR）及气道异物梗塞的处理

一、心肺复苏术（CPR）

1. CPR 几个要点

为维持受伤运动员的生命体征，您应在第一时间内完成——

- 判断伤员无呼吸或无效呼吸
- 实施 CPR（针对无呼吸或无效呼吸者）
- 启动 EMSS（自己拨打急救电话或请人拨打）

心跳停止 4 分钟后，大脑会出现严重损伤致脑细胞开始出现死亡，若超过 10 分钟仍未实施 CPR，脑细胞将出现不可逆的损伤，后果十分严重。故一旦发生心搏骤停，在身旁的人应尽快实施 CPR，以增加获救机会。

实施 CPR 时，应避免传染性疾病的感染，因此如果可能，应做好以下预防措施：以各种方式覆盖开放性伤口，以免直接接触到伤者血液；使用一次性医用橡胶手套；使用有单向瓣膜的吹气面罩和呼吸气囊。

2. 评估 CPR 的效果

进行 CPR 时，要确定 CPR 的施救步骤正确有效，可做如下检查：

- 吹气时，用眼睛余光看伤员胸部是否有起伏，以确保有效人工呼吸
- 应不间断地实施 CPR，直至专业的医务人员到场接手或伤员恢复自主心跳呼吸
- 若旁边有人，尽可能每 2 分钟换人操作或请求协助进行双人 CPR，以保证心肺复苏的有效性

3. 实施 CPR 时正确处理运动员的衣着

通常进行 CPR 时，无须脱掉受伤运动员的衣服，除非——

- 衣领过高，有可能影响伤员的呼吸
- 衣服过多或太厚重（如穿着大外套），您无法在胸骨上定位出做心脏按压的点
- 您的双手无法准确摆在胸骨的位置
- 已有专业的医疗救护员到达现场，且现场的状况允许他们脱掉或剪掉任何会影响急救的衣物或护具

4. CPR 步骤

（1）判断意识。若您看到一个运动员倒地且没有动静，则检查运动员的反应。

- 若怀疑有头颈部伤害，除非必要，禁止移动
- 轻拍运动员双侧肩膀
- 在其耳旁大声问"你怎么了？"

（2）启动应急医疗系统（EMSS）。即打电话求救，如条件允许，则请求他人拨打急救电话并设法取得自动体外除颤仪（AED）。在"生存链"的六环中，"尽早识别、求救"是首要环节（见图 3-1）。

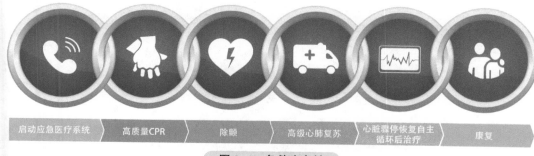

| 启动应急医疗系统 | 高质量CPR | 除颤 | 高级心肺复苏 | 心脏骤停恢复自主循环后治疗 | 康复 |

图 3-1　急救生存链

（3）复苏体位。如果运动员俯卧，则翻转其身体，使其呈仰卧姿势。翻转时，让运动员的头、躯干和下肢一齐动，动作应小心，勿造成二度损伤（见图 3-2a.b.c.d.e.f.）。注意保护运动员的肩关节，避免发生脱臼。

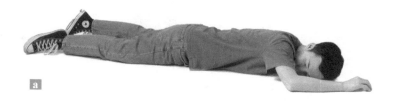

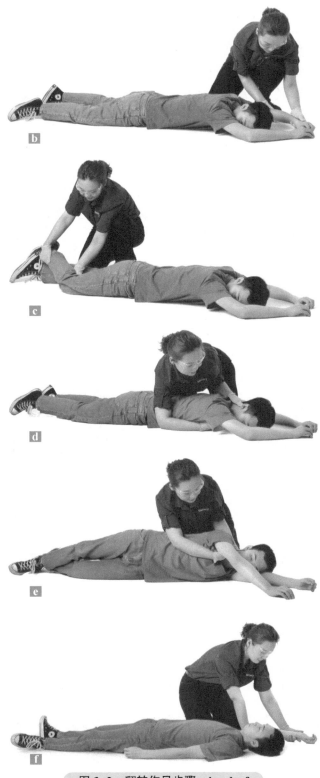

图 3-2　翻转伤员步骤 a.b.c.d.e.f

（4）检查呼吸。若运动员没有反应，应检查呼吸是否正常。反复扫视受伤运动员胸、腹部至少 5 秒（但不超过 10 秒），观察运动员胸、腹部的起伏。若运动员有呼吸，应将其摆放到复原体位或者其他有助于运动员伤病减缓的体位，如半卧位等（详见图 1-5）。如运动员无呼吸或只有无效呼吸，则要立即对其实施心肺复苏（CPR）。

（5）胸外按压。心肺复苏最重要的部分是胸部的用力快速按压，按压胸部会令血液泵向大脑和全身各个器官。将一手掌跟紧贴伤员胸骨下半部，另一手掌重叠于前一手背上，垂直向下用力按压 30 次（见图 3-3a.b.c.d）。按压深度成人为 5 ～ 6 厘米，按压频率为 100 ～ 120 次 / 分钟。

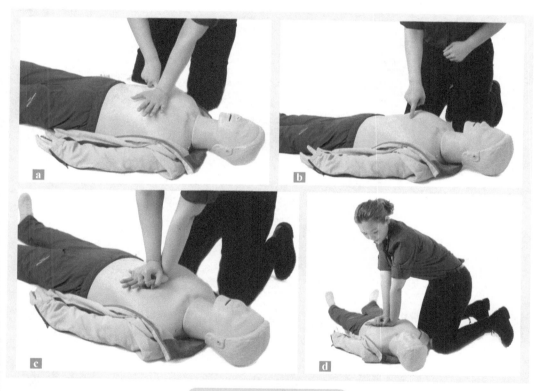

图 3-3　心肺复苏 a.b.c.d

实施心肺复苏，尽量持续不间断，如需中断，保证每次中断的时间少于 10 秒，直到运动员的呼吸和脉搏恢复或已有紧急医护员到现场来接替您的位置。注意，CPR 的重点在于胸外按压，如您没有受过专业的 CPR 操作培训，可采用单纯的胸外按压进行施救；根据 2020 年版《国际心肺复苏指南》要求，胸外按压在整个 CPR 操作过程中所占比例不得少于 60%。

若运动员没有呼吸，而您又不会 CPR，则可以大声呼叫，寻求会 CPR 的人。打急救电话到急救单位求救，通常对方会告诉您实施 CPR 的原则和做法。

（6）开放气道。

利用仰头举颏法——

- 一手小鱼际置于运动员额头，做向下方按的动作
- 另一手食指和中指并拢在下颌处，做向上的抬举动作（见图 3-4a）
- 同时做按额和抬颏的动作以畅通呼吸道（见图 3-4b）

注意：做动作时应使运动员保持口腔张开的姿势，手指靠着下颌时，勿压迫到其下的软组织。

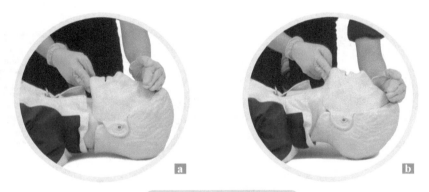

图 3-4　仰头举颏法 a.b

若怀疑运动员可能有颈部损伤，则利用托颌法来畅通呼吸道——

- 将双手放在运动员头部的两侧（见图 3-5a）
- 以手指抓住其耳下下颌的弯曲处，将下颌转向头的方向，往上抬起来，以畅通呼吸道（见图 3-6b）

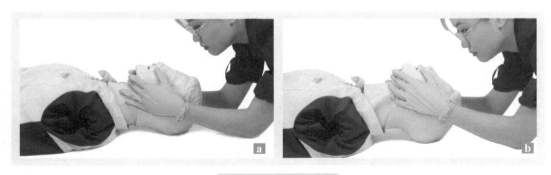

图 3-5　托颌法 a.b

（7）人工呼吸。

- 确保运动员呼吸道的畅通（见图 3-6a）
- 捏紧运动员的鼻子
- 双唇紧紧覆盖住运动员的嘴巴（见图 3-6b）。在平稳呼吸的状态下吹两口气，每次吹气至胸廓有微微起伏即可停止
- 吹气的同时，用眼睛的余光去看胸廓是否有起伏
- 要等运动员的胸部下沉后才能再吹第二口气，两次吹气间隔应松开紧捏运动员鼻子的手指
- 切记在 10 秒内完成两次吹气

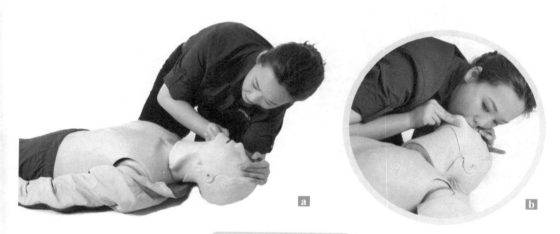

图 3-6　人工呼吸 a.b

假如气吹不进去，应重新做畅通呼吸道的动作（保持其头部后仰），再吹第二口气。若仍无法成功，则应放弃此次人工呼吸，立即实施胸外按压，应注意胸外按压停顿的时间不要超过 10 秒。

二、气道异物梗塞

1. 背部叩击法

如果运动员有意识，无法说话但可以咳嗽，可让其尽可能弯腰（见图 3-7a），实施背部叩击法。

- 站于运动员背后，一手支撑运动员肩部

- 另一手的掌根部在运动员两肩胛骨之间用力叩击 3 ～ 5 次（见图 3-7b），最多 5 次，如异物无法排除，则实施腹部冲击法

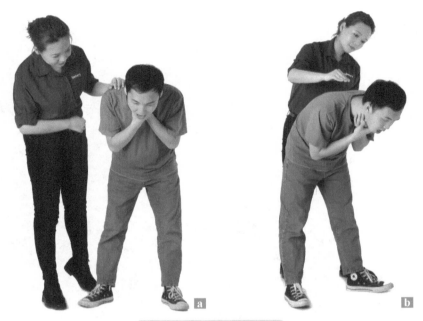

图 3-7　背部叩击法 a.b

2. 腹部冲击法

若背部叩击法未能解除梗阻，则立即高声呼救，并开始实行腹部冲击法——

- 站于运动员背后，环腰抱住运动员
- 一手握空心拳，拇指置于运动员肚脐与剑突间的腹中线上
- 另一手握住第一手的空心拳
- 快速向运动员腹部进行向内向上的冲击 5 次（见图 3-8a.b）

当独自一人身边无人帮助自己时，可采用自救式腹部冲击法——

- 伤病员将一手的两指置于肚脐上方（见图 3-9a）
- 另一手握空心拳，用拳头拇指侧抵住腹部剑突下、肚脐上两横指部位（见图 3-9b）
- 紧握此拳头，用力快速地将拳头向内、向上冲击 5 次（见图 3-9c）

注意：每一次冲击时拳头始终紧贴在腹部上，不可隔空进行冲击。每一次的冲击动作必须利落且力道要够，以使异物排出。

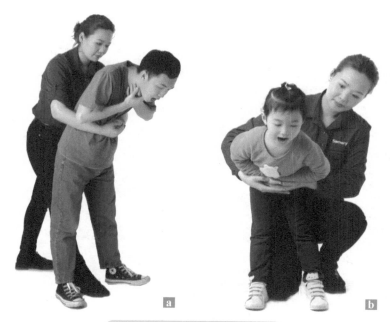

图 3-8　互救腹部冲击法 a.b

反复交替做步骤 1 和步骤 2，直到运动员咳出异物或者——

• 运动员开始咳嗽或呼吸

• 运动员失去意识（这时直接实施胸外按压进行施救）

• 紧急医护员已到现场接替您的位置

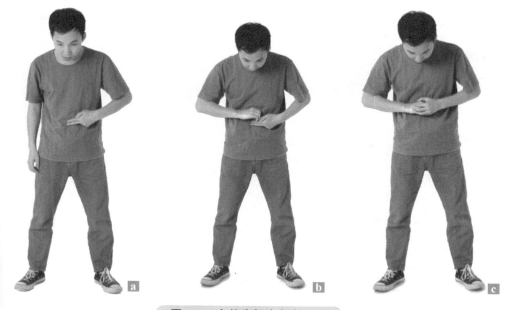

图 3-9　自救腹部冲击法 a.b.c

3. 心肺复苏法

若运动员已失去意识且您用正确的吹气方式仍不能将气吹入肺部，则直接实施心肺复苏的按压步骤。

（1）采用手指扫除法清除异物——

- 若昏迷的运动员出现咳嗽（见图 3-10a）
- 保持运动员脸部朝向一侧（见图 3-10b）
- 用食指从上侧嘴角往下侧嘴角的方向，用勾的方式，伸入口中取出异物（见图 3-10c）

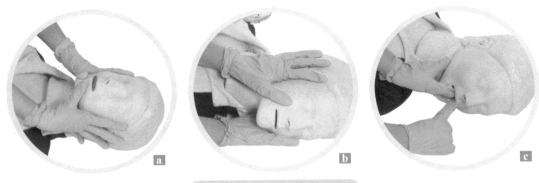

图 3-10　手指扫除法 a.b.c

（2）若上述步骤仍无法奏效，则反复进行胸外按压，直到梗阻解除或已有专业救护人员到达并接手。

4. 牢记 CPR 的步骤

以下是 CPR 的几个主要步骤，请务必牢记在心中：

- 判断有无意识
- 启动紧急医疗系统
- 让伤员仰卧
- 查看有无呼吸和脉搏
- 心脏按压深度 5 ～ 6 厘米，频率 100 ～ 120 次 / 分钟
- 开放气道
- 吹两口气
- 心脏按压及吹气次数比为 30 : 2

从 2010 年版《国际心肺复苏指南》开始，CPR 被简要归纳为 C–A–B 三个步骤（Compression–Airway–Breathing，按压—开放气道—人工呼吸）。若您已学过 CPR，请随时找机会练习。若您没学过或已十分生疏，请立即打电话给附近急救培训机构或红十字会等单位查询最近的急救课程并报名参加培训。

第四章　开放性伤口的处理

一、开放性伤口的种类

- 擦伤：地面、人工草皮对皮肤的擦伤（少量的出血）
- 割伤：伤口平整（容易出血）
- 裂伤：伤口粗糙（容易出血）
- 刺伤：尖物穿刺成小洞
- 撕裂伤：整块皮肤扯离或拉开

二、止血和伤口处置

1. 止血方法

（1）加压包扎止血法。

戴一次性医用橡胶手套，检查伤口无异物后（见图 4-1a），在伤口处加盖干净敷料，直接加压于伤口上（见图 4-1b）。将无菌纱布覆盖住伤口后用绷带加压固定（见图 4-1c）。注意不要移动沾血的纱布，直接加上新纱布即可，避免继续出血。

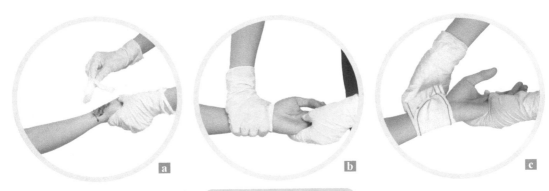

图 4-1　止血方法 a.b.c

（2）指压止血法。

戴上一次性医用橡胶手套，用手指压迫特定部位止血（见图 4-2a.b.c.d.e）。

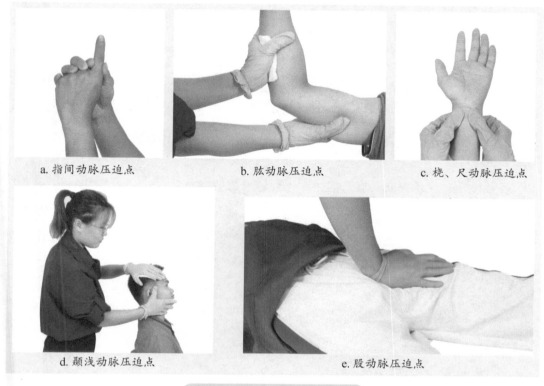

a. 指间动脉压迫点   b. 肱动脉压迫点   c. 桡、尺动脉压迫点

d. 颞浅动脉压迫点   e. 股动脉压迫点

图 4-2 指压止血法 a.b.c.d.e

2. 伤口处置

（1）用生理盐水清洗伤口，用无菌纱布由里向外做螺旋式擦拭，清洗伤口周围半径约 5 厘米范围的皮肤。

- 不要清洗大或深的伤口，避免继续出血；先包扎伤口再交由医务人员清理伤口
- 深度超过 0.3 厘米或长度超过 1.2 厘米的脸部或关节伤口，最好交由医务人员来处理

（2）用新的消毒纱布把伤口擦干。将另一片纱布用酒精浸湿擦拭伤口周围的皮肤，但不要放在伤口上，因为会造成组织的伤害。

- 不要在伤口上涂抹药膏，以免影响医生对伤口的判断
- 不要用红药水、局部抗菌剂或碘液，虽然它们可以杀死一些细菌，但对皮肤所造成的伤害也大，有些人甚至会有过敏的情形，建议用碘伏纱块来消毒

（3）将消毒纱布放在伤口上，用绷带和医用胶布固定起来。用不会黏住的敷料对擦伤的恢复较佳。小伤口用创可贴包扎即可。为了防止结痂处裂开，可以在结痂处涂上药膏，保持痂的柔软。

（4）若敷料已经变脏或浸湿，则应更换敷料。若敷料已沾满血液且已止血，也要更换敷料。当血块或结痂黏住敷料，而您又很用力地拉扯敷料时，伤口很容易会破裂而再度流血。因此，请用沾有生理盐水的纱布放在敷料上，让水逐渐浸湿敷料并使结痂变软（1～2分钟），使得黏住的敷料易于除去。若敷料已覆盖伤口，但您怀疑或担心伤口可能受到感染，则可更换敷料，同时检查是否有感染的症状（红、肿、热、痛）。若敷料没固定在伤口处，则更换敷料，并确定已固定。

（5）若有大的异物嵌入皮肤之内，不要移开嵌入的异物，应以纱布或衬垫固定异物，送医处理。若有小的异物嵌入或刺进皮肤表面且看得见，同时没有刺入动脉血管的，可使用无菌镊把异物拉出，或用无菌针头将异物挑开。用生理盐水清洗该区域，消毒后上敷料。

（6）若出现以下任何状况，则止血后尽快送医，通常需要缝合。

- 动脉出血
- 无法控制出血
- 肌肉或骨头、关节（膝、肘）、拇指或掌心部位有较深的割伤
- 大或深的伤口
- 伤口有灰尘或残留物
- 人或动物咬伤
- 割到眼睛
- 嘴唇有较大的裂伤

（7）若伤口有以下情况，怀疑伤口可能受感染，应送医。伤口感染通常发生在受伤后的2～7天。

- 皮肤变红或变色
- 肿胀
- 局部发热
- 疼痛
- 化脓
- 运动员感到不适或发烧

●运动员伤口至腿或手臂出现红条纹

3. 注意事项

（1）任何伤口都有可能发生破伤风。运动员在5年内未打破伤风预防针者，应咨询医师。伤口较大较深时，特别是金属造成的开放性损伤，应即刻送医并考虑打破伤风针。

（2）敷料接触伤口应注意——

●保持无菌，小心只接触敷料纱布的边角，以维持敷料的无菌，若无法取得无菌敷料，应以尽可能干净为原则

●遮盖整个伤口表面，根据伤口大小以不同尺寸的敷料敷上

●控制出血

（3）包扎应注意——

●尽可能保持清洁（不一定要经过无菌处理）

●固定敷料

●让手指与脚趾露出，以随时检查末端血运是否异常

●保持透气

●舒适但不太紧（麻痹、刺痛、疼痛表示包扎太紧）或太松，自黏式、具有弹性的绷带更加适合用于包扎

关节处的包扎可采用"8"字包扎法。

●环绕肢体数次与敷料边缘重叠（见图4-3 a）

●以对角线横过敷料，绕过肢体数次（见图4-3 b.c）

●横过敷料以对角线回来相互交叉，形成"8"字形（见图4-3 d）

●重复几次直到敷料完全遮盖和固定，并检查肢体末端血液循环（见图4-3 e.f）

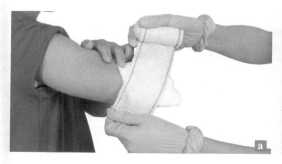 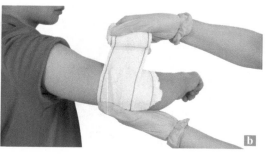

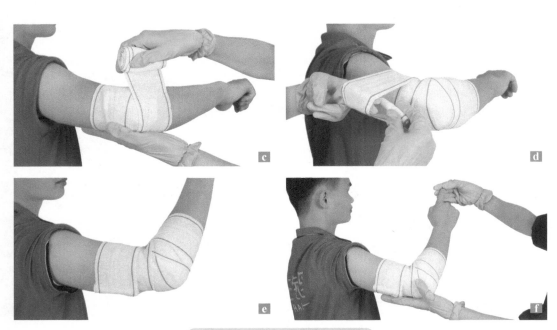

图 4-3 "8" 字包扎 a.b.c.d.e.f

第五章　运动伤害的处理原则

　　PRICE 原则——由五个英文单词首字母组成，便于我们快速记住如何适当地处理骨骼肌肉的伤害。在运动伤害的处理原则中，PRICE 是用来做急救处理的，如处理挫伤（撞伤）、肌肉拉伤、关节扭伤、脱位及骨折。

1. P=Protect（保护）

　　第一个字母 P 代表保护。

2. R=Rest（休息）

　　第二个字母 R 代表休息。要求运动员停止受伤部位的运动。受伤后好好休息可以促进较快的复原。

3. I=Ice（冰敷）

　　第三个字母 I 代表冰敷。将冰敷袋置于受伤部位，受伤后 48 小时内，每隔 2 ～ 3 小时应冰敷 20 ～ 30 分钟。冰敷时皮肤的感觉有四个阶段，即冷→疼痛→灼热→麻木，皮肤麻木时就可以移开冰敷袋。然后在受伤部位以弹性绷带压迫包扎并抬高患处（见图 5-1a.b）。

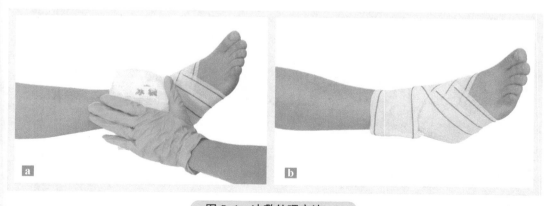

图 5-1　冰敷处理方法 a.b

冰敷使血管收缩，能减少伤处的肿胀、疼痛及痉挛。受伤之后能否立即使用冰敷关系着复原时间的长短。

使用冰敷的方法：

（1）冰袋（包）：以双层塑胶袋或湿毛巾装入碎冰置于伤处皮肤上。若运动员皮肤对冰过敏，则以一层湿的弹性绷带包着伤处，再将冰袋置于伤处上，然后用剩余的弹性绷带固定冰袋。

（2）化学冰敷随身包：包中含有两种化学囊，用力挤压使两种化学品混合，产生化学反应，从而有冷却的效果。当无法取得冰块时，化学冰敷随身包就派得上用场。但化学冰敷包冷却时间短且只能使用一次，昂贵较不实用，并有渗漏腐蚀皮肤的危险。

使用冰敷的注意事项：

（1）冰敷袋每次使用不要超过 30 分钟，否则可能会发生冻伤或伤害神经。

（2）不要让冰敷袋直接接触皮肤，以湿的弹力绷带或湿毛巾保护皮肤。

（3）运动员如果有循环系统疾病，如雷诺氏病（肢端之间歇性苍白或发疳，系由寒冷所引起的动脉痉挛），则不可使用。

（4）不要太早停用冰敷转用热敷，太早使用热敷会引起肿胀与疼痛。伤后 48 小时内每天使用冰敷至少 3 ～ 4 次，较严重伤害建议在使用冰敷 72 小时后且肿胀有明显消退才考虑使用热敷。

（5）在非常冷的环境下，不适用湿的弹性绷带或湿毛巾。

4. C=Compression（压迫）

第四个字母 C 代表压迫，压迫使伤害区域的肿胀减小。以弹性绷带包扎于受伤部位，如足、踝、膝、大腿、手或手腕等部位，来减少内部出血。

包扎压迫时，用弹力绷带从远心端往近心端包，以平均而加点压力的方式将绷带宽度的 1/3 ～ 1/2 做螺旋状重叠，直至将整个伤害区域包扎压迫，但经伤处时包扎力度较松些。

以弹性最大长度 70% 的紧度来包扎能获得充足的压力。观察露出脚趾或手指的颜色。如果出现疼痛、皮肤变色、麻痹、刺痛等症状，表示包扎太紧，应解开弹性绷带重包。避免肿胀应维持用弹性绷带包扎 18 ～ 24 小时。踝关节扭伤包扎时可以用 U 型衬垫加压于踝突周围。

5. E=Elevation（抬高）

第五个字母 E 代表抬高。抬高伤部加上冰敷与压迫，减少血液循环至伤部，避免肿胀。伤处应抬高于心脏部位，尽可能在伤后 24 小时内都抬高伤部。当怀疑有骨折时，应先固定夹板后再抬高伤部，但有些骨折是不宜抬高的。

第六章　头部及颜面伤害的处理

一、头部伤害

头部伤害的情形可能十分严重，伤害常会致伤者不省人事，使得评估和急救变得十分困难。若处理不当，常导致永久性的伤害甚至死亡。

若头部受到撞击，而运动员仍有意识，且反映——

- 晕眩
- 耳鸣
- 头痛
- 反胃
- 视觉模糊

而您发现运动员出现下列任一状况——

- 从鼻或耳中流出血液或透明液体
- 头盖骨隆起或变形
- 流血
- 两旁瞳孔大小不一（用笔灯检查）
- 抽搐、痉挛
- 口齿不清
- 丧失记忆、眼睛无法随指示转动

（1）注意是否有上／下的无力或瘫痪以检查可能发生的颈部／脊椎的伤害。若捏其手或脚时无反应，立即依发生伤害当时的姿势来固定其头颈部以避免任何移动，并要求运动员不要动。

（2）以干燥的消毒纱布直接轻压伤口止血。若怀疑有颅骨骨折，则轻压伤口周围，勿直接压迫伤口。

（3）可以冰袋冰敷 15 ～ 20 分钟以帮助止血或减轻疼痛。

（4）不要阻碍任何耳中流出的液体（可能是脑脊髓液或血液）。

（5）若伤员无脊髓损伤，可托高伤员的上半身，注意不要弯曲颈部以免造成呼吸道阻塞。切勿抬高伤员双腿，因这会增加颅内压导致血液回流。

（6）勿给伤员补给食物或饮料，并立即送医。

若运动员头部受到撞击后不省人事，且可能出现——

● 呼吸困难

● 从鼻或耳中流出血液或透明液体

（1）应当作有头颈部伤害来处理。

（2）检查 ABC（呼吸道、呼吸、循环）。用托颌法畅通呼吸道，勿扭曲颈部。

（3）依发现时的姿势来固定伤员头颈部。

（4）以干燥的消毒纱布直接轻压伤口止血。若怀疑有颅骨骨折，则轻压伤口周围。

（5）可用冰袋冰敷 15 ～ 20 分钟，以帮助止血或减轻疼痛。

（6）若已排除头 / 颈部伤害的可能性，可以让运动员维持复苏姿势。

（7）立即寻求医疗协助。

运动员头部受到撞击，要立即判断是否出现如下情况，并采取相应的措施。

（1）任何短暂失去意识，丧失记忆、头晕、耳鸣等。怀疑是轻度脑震荡，恢复时间可能很短，但要在医师同意后才能继续参与运动。

（2）运动员不省人事达 10 秒到 5 分钟，并伴有困惑感、中度昏眩、耳鸣、身体不稳定、记不得刚发生不久的事，怀疑是中度脑震荡，数天之内（或更久些）避免剧烈运动。

（3）运动员不省人事达 5 分钟以上，并伴有困惑感、中度昏眩、耳鸣、身体不稳定、记不得刚发生不久的事，怀疑是重度脑震荡，一个月内（或更久些）避免剧烈活动，且在医师同意后才能再参与运动。

若有下列情形出现，则视同运动员有头部外伤或脑震荡，马上开始急救，并立即寻求医疗协助——

- 受伤部位疼痛
- 头颅变形（凹陷或凸起）
- 自耳或鼻中流出血液
- 自耳或鼻中流出透明液体
- 眼皮下变色（黑眼圈）
- 耳后有淤青
- 瞳孔大小不一
- 头皮大量出血
- 反胃、昏眩

附表 6–1　发生脑震荡后再恢复运动的"1–2–3 法则"

若运动员有：	则：
• 1 次脑震荡	运动员的该次训练或比赛不再上场
• 2 次脑震荡	运动员整个赛季不应再上场
• 3 次脑震荡	运动员不应再从事剧烈运动

若头部伤害后的 48 小时内出现以下任何症状：	则：
• 头疼持续超过 1 ～ 2 天或更严重 • 恶心、反胃持续超过 2 个小时或呕吐 • 运动员无法说出刚发生不久的事情（如：今天几月几日，比赛地点）或无法复述一串数字（5 ～ 6 个数字） • 应每隔 2 ～ 3 小时就叫醒运动员以重复评估其记忆状态（问事或复述数字） • 视物重影或两眼眼球无法一起转动或一侧的瞳孔较大 • 肌肉瘫痪：无法活动手、脚或走路时不稳定 • 口齿不清或无法说话 • 抽搐或痉挛出现	立即寻求医疗协助 警告：若运动员不省人事或怀疑有颈椎伤害，在运动员着头盔的情况下，千万不要试着取下头盔。若怀疑有呼吸道堵塞或必须实施心肺复苏术时，先固定头盔，用螺丝剪剪掉螺丝或固定扣，再掀开面罩。如果情况允许，最好等专业的紧急医疗人员到场求救

二、颌部伤害

通常颌部的伤害都来自该部位及附近受到撞击，因此除了下颌外，头颈部伤害的评估亦应列入。

若颌部受到撞击，且运动员出现：

- 无法顺利张开口或说话
- 脸部麻痹
- 外观明显变形
- 肿胀

若下颌受到撞击后：

- 在上、下颌骨处疼痛
- 轻触即有剧痛
- 张闭口或咬合时有剧痛
- 剧痛且压痛周围出血

怀疑可能有脱臼，应：

- 冰敷 15～20 分钟
- 以三角巾固定下颌及颜面部位，并向运动员示范如果想吐的话，要如何快速地拆掉三角巾
- 寻求医疗协助

怀疑可能骨折，应：

- 冰敷 15～20 分钟
- 冰敷后重新评估伤势。若疼痛没有缓解，要到医院做更详细的检查
- 寻求医疗协助

若运动员想再上场，则应采取下列措施：

（1）受伤部位妥善固定、保护。

（2）确定无颈部伤害，尤其是当颌部被外力强迫向上抬时（参考附表 6-1）。

（3）确定无脊椎、颈部伤害之处，检查手部感觉和活动功能。

（4）若有任何疑虑，运动员暂时不得再上场。

三、流鼻血

一般分为前后位两类。

（1）前位：90% 的流鼻血属于前位，血液自单侧鼻孔流出。

（2）后位：出血位置发生在鼻腔较后方，通常血液会流到口腔或向后流向喉咙，开始可能单侧流鼻血，接着两侧均有鼻血流出。这是较严重伤害，应立即寻求医疗协助。

若有鼻血自单侧鼻孔流出（前位），则采取下列方式止血：

（1）安抚运动员，使之冷静下来。

（2）让运动员的头保持略微前倾，以确保血液可以自鼻孔流出，而非向后往喉咙方向流。

（3）用手轻捏住鼻子，施以稳定的压力，保持 5 分钟，并告诉运动员以口呼吸（见图 6-1）。

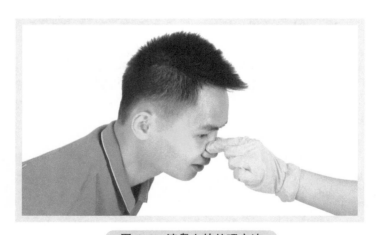

图 6-1　流鼻血的处理方法

（4）其他止血方式包括——

• 若持续出血，请运动员轻轻擤鼻子以清除血块和多余血液，并再轻压鼻子 5 分钟

• 以沾着生理盐水的消毒棉球轻轻塞住鼻孔

• 以纱布盖住鼻子到上唇部位，并轻轻施以压力

• 在鼻子上方置一小冰袋以冰敷（和上述其他方法合并使用）

第二次捏鼻后仍无法止住鼻血，怀疑为后位性的流鼻血，应立即寻求医疗协助。

鼻子因撞击后出血，有肿胀、变形且血液大量地从两侧鼻孔流出，怀疑可能有鼻骨骨折，试着以上述的方法来止血，并立即寻求医疗协助。

四、眼睛伤害

眼睛的伤害通常来自对眼睛本身、脸颊或前额部位的某些撞击。若曾经出现较长时间的视力模糊、双重影像、眼睛出血或疼痛，则在重新上场之前一定要经过眼科医师检查和同意。眼睛的伤害不可小觑，一定要让眼科医师检查和处理。

若眼睛本身或其周围受到撞击，且发现肿胀及变色，出现剧痛，伴随有任何刮伤、出血或淤青，则怀疑可能有撞挫伤或骨折。

（1）确定眼球部位无受损，则以冰袋冰敷 20 分钟。为保证舒适，运动员可每隔一段时间拿掉冰袋。注意在冰敷时，勿使冰袋给予眼球任何压力。

（2）冰敷时，在眼睛和冰袋间用消毒纱布隔开。

（3）让运动员保持坐姿。

（4）若同时有头部、颈部伤害，固定头颈部，并等待专业医疗人员。

如有下列情形，应立即求医——

• 视力模糊、双重影像。脸颊或眉毛上方感觉异常（可能为神经的伤害）

• 眼睛有异物感、视力模糊、红、痛且不断流泪

怀疑有异物或碎片在眼睛里，则——

（1）不要揉眼睛。

（2）以温水轻轻冲洗眼睛。试着保持眼睛张开，要求运动员眼睛向下看。但若发现有眼球切割或穿刺伤时，千万不要做冲洗眼睛的动作。

（3）检查下眼睑部位（要求运动员向上看）：下眼睑轻轻下拉，若发现异物，试着以水冲洗掉。检查上眼睑部位（要求运动员向下看）：抓住上眼睑的睫毛上拉，以棉棒在眼睑外做向上涂抹的动作，若看到异物，则用沾湿的消毒纱布将之去除。

（4）若仍无法除去异物，则小心覆盖运动员双眼并立即求医。

若异物已经刺进或嵌入眼睛，怀疑有穿刺性伤害，则——

（1）不要试着取出已嵌在眼睛上的异物。

（2）固定异物，保护眼睛：

●试着以纱布放在异物两侧，将异物固定在当时的位置

●以纸杯或小杯状物盖住受伤的眼睛。

（3）以纱布蒙住未受伤的眼睛，以避免受伤的眼睛眼球任意转动。

（4）立即寻求眼科医师的协助。

若眼中出现血液，怀疑眼睑或眼睛的割伤，则——

（1）以纱布及绷带将双眼轻轻蒙住，并立即寻求眼科医师的协助。

（2）不要试着去冲洗或取出眼中的异物。

（3）不要施予眼睑或眼球过重的压力。

若有化学药品进入眼睛，怀疑可能产生化学性灼伤，则——

（1）用手指尽量将眼睛撑开。

（2）应立即以温水冲或生理盐水洗眼睛达 15 ～ 20 分钟。

（3）要求运动员尽可能地转动眼球。

（4）送医过程中要继续不断地冲洗眼睛。

若曝露在雪地或太阳下 1 ～ 6 小时后，眼睛觉得痒、痛，怀疑可能有轻微的晒伤（雪盲），则——

（1）应立即以冷湿的纱布或毛巾覆盖双眼。

（2）让运动员在较暗的房间休息。

（3）寻求眼科医师的协助。

五、耳朵伤害

对耳朵的冲撞及打击均可能对外耳及内耳造成伤害，尤其是耳膜的伤害，应立即送医处理。同时，任何自耳朵流出液体的状况亦应视为紧急医疗状况。头部的伤害常使运动员会有耳鸣的感觉。

若外耳擦伤或割伤，则——

- 清洁伤口
- 以消毒纱布及绷带包扎

若外耳受到撞击或揉搓而造成外耳组织肿胀，则——

- 冰敷（以弹力绷带固定）。冰敷时若感觉太刺激，可暂时拿开冰袋
- 若冰敷后仍持续肿胀，则应即寻求医疗协助，以预防"菜花耳"的形成

若外耳有裂伤或撕裂，则——

- 将裂伤的部分摆回正常的位置
- 以大量的纱布放在耳朵上方及后方，以托住耳朵
- 以绷带固定耳朵，并立即送医处理

若内耳流出血液或血液聚满在内耳道内，则——

- 不要用棉球或纱布塞住耳道
- 以纱布垫覆盖外耳部分
- 立即寻求医疗协助

若内耳出现失去聪觉、耳朵塞着的感觉或疼痛，则——

- 不要让运动员去敲自己的头（他们或许认为这样可以恢复听觉）
- 检查耳内流出液体是血液还是脑脊髓液
- 以可能有头部伤害的状况来处理
- 寻求医疗协助

六、牙齿伤害

许多原本可以保存下来的牙齿常因在伤害现场的处理不当而失去功能。在开始引进牙套后，掉牙和口部伤害的几率大大减低。目前，牙套是许多冲撞、接触性运动中必用的器材。面罩的使用也减少了许多牙齿的伤害。

若嘴唇或舌头流血，怀疑咬破嘴唇或舌头，则——

- 以消毒纱布压迫出血部位
- 假如嘴唇肿起来，施以冰敷
- 若流血不止或伤口太大，即刻送医处理

若牙齿已断裂，很痛且对冷热十分敏感，则——

- 以消毒纱布及温水清除伤处的碎屑、血块、脏物
- 冰敷伤处外侧的脸颊
- 若怀疑有头部的骨折，以弹力绷带固定下巴
- 立即寻求牙医帮助

若牙齿易脱落且牙槽出血、疼痛，依下列的程序处理：

（1）找到牙齿并用水轻轻冲洗。

（2）不要让牙齿碰到酒精或用力搓洗，也不要用手去接触到牙根。

（3）如果可以，将牙齿浸泡在全脂牛乳内，不要泡在低脂牛乳、奶粉所泡的牛乳或牛乳制品（如优格）。

（4）牙齿可以用运动员自己的唾液保存，但不可置于运动员的口中以免吞入肚内或气管内引起窒息。

（5）尽可能在30分钟内将运动员和牙齿带到牙医处。

（6）用纱布垫止血。

（7）若不能马上到牙医诊所进行处理，则可先以冷水轻轻冲洗周围碎屑（切勿搓洗），冲洗干净后小心放回牙槽，并立即找牙医。

若矫正用牙套或钢丝造成口腔周围组织的刺激或牙套已松弛或钢丝嵌入牙龈、脸颊等，采取下列步骤：

（1）以小棉球或纱布覆盖钢丝末端，以便让牙医能看得到。

（2）将牙套连同碎片一起带到牙医处。

（3）不要试着取出牙套，应立即到牙医处处理。

第七章　颈部及肩部伤害的处理

一、颈部伤害

对颈部的冲击通常会造成肌肉的拉伤或韧带的扭伤，这些伤害除了造成颈部本身的疼痛外，不舒服的感觉也可能向下延伸到手部。而颈椎的骨折则可能会导致瘫痪，甚至有生命危险，因此对于颈部伤害的处理绝不可掉以轻心。颈部曾受伤的运动员在恢复运动之前一定要经过医师的同意。

若运动员受到一个导致头部向前倾或向后仰的撞击力量，且运动员没有意识：
- 捏运动员的手（掌或背）及足部（足背或足底），以了解其反应状况。若无反应，可能表示有脊髓的损伤
- 当作已有脊髓的损伤

若运动员有意识，并且——
- 有头部伤害
- 反映手部有烧灼感
- 上肢或下肢有任何麻、刺、无力、烧灼等异常感觉
要问运动员以下问题：
- 哪里痛？
- 手指可以动动看吗？
- 脚趾可以动动看吗？

怀疑可能有颈部骨折或其他可能致命的伤害，应采取如下步骤：

（1）若运动员无法动弹且无意识时，立即评估及进行 ABC（畅通呼吸道、检查呼吸及循环）。切勿用压额抬颌法，因为这会造成颈部的移动，故应用托颌法来代替。

（2）立即启动紧急医疗系统。

（3）固定运动员，以避免头颈部的任何移动。若运动员有意识，则告诉他（她）不要乱动。

（4）保持运动员的体温，以预防休克。

注意：任何不当的处理，均可能导致伤员终身的瘫痪。

若运动员在参与运动后能自己回来，却发现：

• 烧灼或麻、痛等不舒服的感觉自颈部往下延伸到上臂及手部

• 颈部在活动时有疼痛或无力感

• 手臂活动时有疼痛及无力感

• 握手变得无力

怀疑颈部有较严重的扭伤或撞挫伤而伤及神经，应：

• 固定其头颈部

• 冰敷颈部 15 ～ 20 分钟

• 冰敷后再做一次评估，若疼痛及无力感明显，应立即寻求医疗协助，以做更详细的评估。未确定前不要让运动员再参与运动

• 每天至少做 3 ～ 4 次冰敷，且至少坚持 2 天

• 若其间有问题，出现任何肌肉无力或疼痛，应立即寻求医疗协助

若颈部被迫侧弯、前弯、后仰或直接撞击，并且——

• 颈部无明显麻、刺或烧灼感

• 颈部活动时的疼痛较轻微

• 上肢活动时的无力感或疼痛较轻微

怀疑颈部有轻微的扭伤或撞挫伤，应：

• 冰敷颈部 15 ～ 20 分钟

• 冰敷后再做一次评估，若疼痛及无力感逐渐加强，切勿让运动员再参与运动

• 假如在伤害 48 小时后，有任何肌肉无力的现象，应立即寻求医疗协助

二、肩部伤害

肩部伤害的程度范围，可从轻微的伤势到严重的紧急状况，在对抗性运动中所发生的肩关节脱臼需要立即进行医疗救护。较典型的伤害如撞伤与扭伤，通常不会是紧急状况，但这种伤害所造成的疼痛却会使运动员损失数天到数周的比赛机会。与投掷有关的肌肉伤害程度也非常广泛，它可能会突然发生也可能会逐渐形成，肩关节的脱臼常与关节松弛混淆不清。这两种伤害最主要的差别在于，在关节松弛时，其关节仍有活动能力；而脱臼时，其关节活动能力完全丧失。

若运动员——

- 跌倒时肩膀直接与地面碰撞
- 手臂受到扭转
- 曾经有脱臼的病史并且有肩部前侧极端疼痛
- 肢体明显变形
- 以未受伤的手臂扶着受伤的手臂，发现有肿胀、淤青、疼痛现象

若在三角肌处有明显的凹陷，应怀疑有肩膀脱臼，应对措施——

（1）不要试图将肩关节复位或扭转，因为这样有可能会造成血管或神经的损伤。
（2）将卷起的毛巾（或枕头、毯子）放在运动员上臂与胸部之间。
（3）如果运动员是坐着，使用手臂三角巾将其固定（见图7-1）。

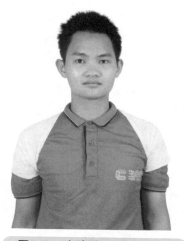

图7-1　肩膀脱臼的处理方法

（4）使用固定板将手臂固定。

（5）在疼痛可忍受的范围内，冰敷 15 分钟。

（6）立刻送医。

注意：对已脱臼的关节做出不当的处理所造成的伤害可能会比原先的伤害更加严重。

若运动员——

• 肩部着地时手臂是向外伸展

• 锁骨或肩膀直接受到撞击

而且——

• 受伤部位极度疼痛

• 用未受伤的手扶着受伤的手臂

• 因疼痛而无法移动手臂

• 肿胀

• 明显的肢体变形

• 疼痛

• 肩关节处有明显的落差

• 淤青

应怀疑有锁骨的骨折，应对措施——

（1）保持体温，让运动员躺下，并将其腿部抬高 20 ～ 30 公分以避免发生休克。

（2）将手臂以三角巾包扎固定（见图 7-2a.b）。

（3）在伤后 48 小时内，每天至少冰敷伤处 3 ～ 4 次，每次 15 ～ 20 分钟。

（4）送医治疗。

若受伤的原因与上面相同，并且——

• 运动员可以多方向地移动肩膀，并且只有些轻微的疼痛

• 轻压肩部顶端时，没有任何疼痛产生

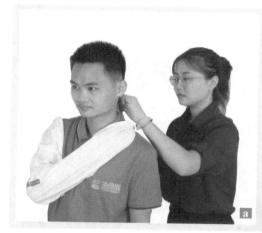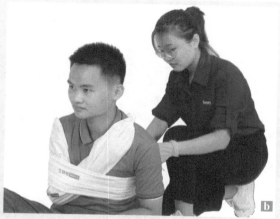

图 7-2　锁骨骨折的处理方法 a.b

怀疑受到轻度的扭伤、撞伤或拉伤，应对措施——

（1）在伤后 48 小时内，每天至少冰敷伤处 3～4 次，每次 15～20 分钟。

（2）在冰敷过后，重新评估伤处的关节活动度与疼痛程度，如果：

• 受伤部位的疼痛可以忍受

• 移动肩膀并无疼痛产生

• 在场边模拟运动本身的动作也没有疼痛

• 所有的关节活动范围在轻度的阻抗之下没有疼痛，肌力与未受伤侧也相近

则用护垫或护肩保护该部位，可重新回到运动场上。

（3）若在 24 小时过后疼痛加剧，则停止运动员的训练或比赛，并送医诊断。

第八章　上肢伤害的处理

一、上臂伤害

虽然肱骨的骨折不常发生，但由于肱骨非常接近血管和神经，某些并发症有可能会发生在上臂的伤害中，它会影响肌肉正常的功能和选手技巧的发挥。

若运动员受到——

- 直接撞击
- 扭转或手在伸出去时跌倒撞地并且有下列任何一种情形发生时：

　　极度疼痛

　　肿胀

　　明显肢体变形

　　触摸会产生疼痛

怀疑可能是骨折——

- 闭合性骨折：外在皮肤没有受到损害
- 开放性骨折：外在皮肤受到损害但在伤口处不一定看到骨头

应对措施——

（1）预防运动员发生休克，将其下半身抬高 20 ～ 30 厘米。

（2）不要移动手臂。

（3）冰敷 15 ～ 20 分钟（无外伤时）；有外伤时则先止血、消毒，并以无菌敷料覆盖伤口。

（4）以下列方法固定手臂。

- 硬夹板：将受伤部位上下的关节以长夹板固定（见图 8-1a）

- 软夹板：把卷起的毛巾夹在手臂与胸部之间，并以三角巾将手固定在躯干上（见图 8-1b）

（5）即刻送医。

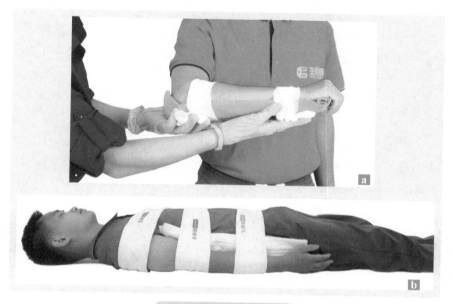

图 8-1　固定方法 a.b

若手臂受到撞击并且——

- 伤处有肿胀
- 伤处有疼痛
- 伤处有淤青（开始为红色，然后变紫黑色）

怀疑有撞伤，应对措施——

（1）在受伤后 48 小时内，每天至少冰敷 3 ～ 4 次，每次 15 ～ 20 分钟。

（2）以弹性绷带包扎。

若肌肉收缩或伸展时，感到有痉挛的现象，并且有疼痛产生，怀疑肌肉损伤，应对措施——

（1）在受伤后 48 小时内，每天至少冰敷 3 ～ 4 次，每次 15 ～ 20 分钟。

（2）以弹性绷带包扎。

二、手肘伤害

手肘的伤害通常是比较令人讨厌的。有时手肘会有扭伤或肌肉拉伤的现象发生，通常手肘很少会脱臼，但是当它发生时，即是一个医学上的紧急状况，需要立刻送医治疗，单纯的手肘撞伤也可能是非常严重的，因为有多条神经经过此处。

若运动员有——

• 明显的手肘变形

• 极端疼痛

• 上臂有向前移位的现象

• 手肘卡住无法移动

• 手肘以下有麻痹的现象

• 肿胀

• 淤青

怀疑肘关节脱臼，应对措施——

（1）不要移动或强迫手肘复位。

（2）在可忍受的范围之内施予冰敷。

（3）将手臂以三角巾包扎但保持手肘原本的位置，不要移动肘关节。

（4）即刻送医。

注意：不当地处理脱臼的肘关节，可能会导致比原本更严重的伤害，因为此处有许多重要的血管与神经通过。

若运动员的手肘直接受到撞击，并且——

• 从手肘以下到手指有灼烧或针刺的感觉

• 伸直或弯曲手肘时，出现无力或疼痛的感觉

• 以手握拳或抓东西时，手掌感到无力

怀疑神经受到撞伤，应对措施——

（1）冰敷伤处 20 分钟。

（2）冰敷过后，比较双肘的活动范围与力量。

（3）若刺、麻与无力的感觉持续存在，不应让运动员再回到场上。

（4）如果刺、麻、无力感的情况持续超过 24 小时，需送医处理。

（5）受伤 48 小时内，每天至少冰敷 3 ～ 4 次，每次 15 ～ 20 分钟。

若运动员手肘后侧直接受到撞击或以手肘直接落地，并且——

• 手肘尖端有疼痛

• 伸直或弯曲时有疼痛

• 手肘端点处有鼓胀的情形

• 受伤的同时听到"啪"的声音

• 伸直手肘时感到疼痛与恐惧

• 伸直手肘时出现无力感

怀疑肘关节撞伤或肌肉拉伤，应对措施——

（1）冰敷伤处 15 ～ 20 分钟。

（2）用弹性绷带包住手肘。

（3）再一次评估手肘的疼痛感、活动度及肌力情况。

（4）若符合下列要求则允许运动员回到场上：

• 疼痛可以忍受

• 做完整的活动时，没有疼痛

• 模拟运动本身特殊的动作也没有疼痛

• 手肘以下没有麻或无力的感觉

（5）受伤 48 小时内，每天至少冰敷 3 ～ 4 次，每次 15 ～ 20 分钟。

若运动员反复的动作引发疼痛，而且——

• 随着使用手臂疼痛增加

• 握力逐渐变弱

• 手肘疲劳的速度快于正常的关节

手肘直接受到撞击或直接以手肘着地，运动员有——

• 极度疼痛

• 肿胀

• 可能的肢体变形

• 手肘以下麻木或感到冰冷

怀疑为过度使用的伤害（网球肘或高尔夫球肘），应对措施——

（1）在活动前热敷患处，并且在手肘处穿戴护具。

（2）活动结束后，冰敷 15 ～ 20 分钟。

（3）送医寻求适当的康复计划。

怀疑骨折，应对措施 ——

（1）不要移动手肘。

（2）将手肘固定在它原本的姿势以免伤到神经与血管。

（3）即刻送医。

三、前臂及手腕伤害

前臂的伤害通常是直接的撞击，而手腕的伤害，也可能是同样的原因，或是以伸出的手直接着地所引起的。前臂骨折通常是很明显的，而手腕小骨头的骨折却不容易被察觉。手腕的扭伤是许多运动中常见的，是否继续参与运动通常是以运动员的疼痛和其部位的功能性为依据。

若运动员前臂或手腕有疼痛，且是因为——

• 直接受到撞击

• 以伸展开的手掌着地并且有：

明显的肢体变形

在受伤的部位会向上和向下传导疼痛

无法移动手腕或移动感动非常疼痛，或桡骨侧手腕疼痛，持续到隔天

怀疑有骨折的可能，应对措施——

（1）让运动员躺下并将下半身抬高 20 ～ 30 公分，以避免休克。

（2）冰敷伤处 15 ～ 20 分钟。

（3）以夹板从手指到手肘固定（见图 8-2a.b.c.d.e.f）。

（4）送医处理。

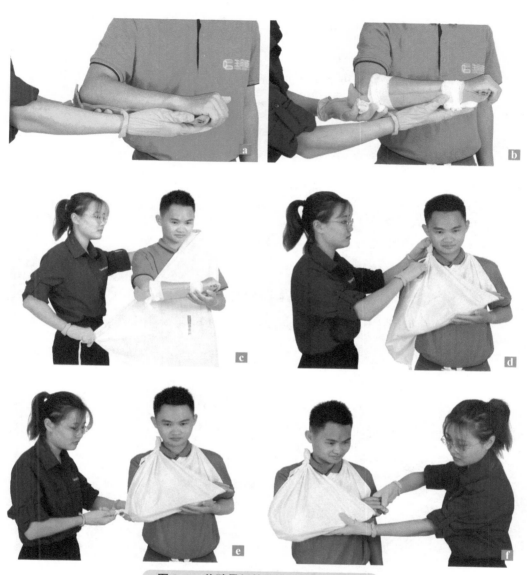

图 8-2　前臂骨折的固定方法 a.b.c.d.e.f

手腕伤害是因直接以手腕着地或跌倒时，以伸展开的手掌着地，并且——

• 疼痛点只在伤处，并没有转移至其他地方

• 活动手腕时，只有些轻微疼痛

• 肿胀

• 开始淤青（先是红色，然后逐渐变成黑、紫色）

怀疑手腕扭伤或撞伤，应对措施——

（1）在伤处冰敷 15 ~ 20 分钟。

（2）冰敷后，重新评估运动员的伤势，如手腕的活动度仍受到限制与疼痛，应送医治疗。

（3）如果活动时的疼痛在可忍受的范围之内，在包扎保护后，运动员可以重新回到场上。

（4）如果在伤后 24 小时，伤处的肿胀与疼痛持续，应送医治疗。

若持续的疼痛是位于大拇指的底部——

- 感觉像是很难痊愈的扭伤
- 手腕活动时，有疼痛与无力的感觉

怀疑可能有骨折，应对措施——

（1）在运动员下场参与运动之前应寻求医疗诊治。

（2）运动员要回到场上参与运动，必须符合下列条件：

- 活动时，没有疼痛
- 伤侧的握力与健侧相同
- 在做单项运动特殊的功能动作时，不会感到疼痛

下场再参与运动之前，应给予运动员——

（1）适当的包扎与保护。

（2）只要疼痛存在，每天运动结束后，冰敷伤处。

四、手指伤害

手指伤害在任何一种运动项目中都可能会发生，大多数的伤情都不是很严重，但在少数的案例中，脱臼还是会发生的，这种伤则需要立刻送医治疗。手指的骨折、扭伤、撞伤看起来皆非常相似，因此应小心评估。

若手指有——

- 明显的变形
- 疼痛
- 麻

• 肿胀

• 触摸时会疼痛

怀疑可能有骨折或脱臼，应对措施——

（1）手指骨折的检查。如果可以的话，将手指伸直；轻敲指尖，如果疼痛会向下传导到手掌，这可能是骨折。

（2）不要将脱臼的关节复位。

（3）冰敷。

（4）固定手指。以未受伤的手指和受伤的手指包扎在一起固定；手掌握纱布卷，并用绷带固定手腕与手掌。

（5）让运动员躺下，并将下半身抬高 20 ～ 30 公分，以避免休克。

（6）立刻送医。

若手指被扭到、踩到，强迫向两侧弯曲并且有——

• 疼痛、无法握拳

• 当轻压伤处或轻扭手指时疼痛会向外传导

• 屈指时有无力感

• 握拳时会疼痛并且无力

怀疑严重的扭伤、撞伤或骨折的可能，应对措施——

（1）冰敷 15 ～ 20 分钟。

（2）冰敷后重新评估伤势（如果触压与移动伤处没有疼痛，运动员可以回到运动场上）。

（3）贴扎保护。

（4）伤后 48 小时内，每天冰敷至少 3 ～ 4 次，每次 15 ～ 20 分钟。

如果 24 小时后疼痛或肿胀持续增加，则应送医治疗。

若手指被撞到或踩到，有积血在指甲，而且因积血有疼痛，怀疑有血块堆积在指甲内，应对措施——

（1）冰敷手指并将手指抬高或将手指放于冰水中 10 分钟。

（2）看情况，或许需送医治疗。

若指甲部分脱落，应对措施——

（1）不要将指甲拔掉。

（2）将松动的指甲放回原处。

（3）敷上药膏，并包上纱布。

（4）如果范围很大，则送医处理。

若指甲完全脱落，应对措施——

（1）敷上药膏。

（2）包上止血纱布。

（3）送医处理。

第九章　躯干伤害的处理

一、胸腔肋骨伤害

胸腔肋骨的伤害通常都很痛，原因主要在于直接的撞击或是身体的剧烈扭转。有时胸腔肋骨的伤害会并发内脏器官的损伤，例如肺脏受伤会产生剧烈胸痛，而肾脏的创伤常会出现血尿。

若因为直接撞击导致——

- 受伤区域产生疼痛或触痛感
- 按压肋骨会有剧痛
- 呼吸或咳嗽出现疼痛
- 身体扭转出现疼痛

怀疑是肋骨骨折或是深部组织的挫伤，应对措施——

（1）冰敷 15 ～ 20 分钟。

（2）使用弹性绷带及垫片固定加压受伤部位。

（3）若骨头出现疼痛或是呼吸出现疼痛，而且呼吸短促，就需要寻求医疗协助。

（4）若没有骨折且呼吸不会导致疼痛，可以将受伤区域用垫片保护固定好，再让运动员继续比赛。

若因为躯干过度扭转产生——

- 肌肉或软组织出现拉裂、爆裂声音或感觉
- 按压出现压痛感和酸痛感
- 躯干做动作会剧痛

● 深呼吸会出现酸痛感

怀疑是否有肌肉拉伤或撕裂，应对措施——

（1）在受伤后的 48 小时内，每天冰敷至少 3 ～ 4 次，每次 15 ～ 20 分钟。

（2）适度活动，维持不痛范围内的柔软度。

（3）假如受伤区域活动范围是不痛的，而且用垫片保护固定好，可以让选手继续比赛。

二、背部伤害

背部的运动伤害可能是直接撞击造成，例如橄榄球的擒抱；或者是间接的伤害，例如投掷运动造成的拉伤。而背部骨架是由脊椎骨所组成，脊椎骨和其他骨头一样会发生骨折，脊椎严重的骨折可能会伤及脊椎管内的脊髓神经，造成严重的伤害。另外，肌肉拉伤和挫伤也十分常见。如同胸腔伤害一样，背部的伤害也可能导致内脏的损伤，甚至出现血尿的现象，这时便需要送医紧急处理。

若运动员出现以下症状：

● 颈部伤害（可能合并有颈部的伤害）

● 上肢或下肢在活动过程中出现疼痛

● 上肢或下肢出现感觉异常，例如麻、刺、灼热感、肌肉无力

● 上肢或下肢肌肉麻痹

● 头部或颈部之间出现变形或异常的角度

● 脖子或脊椎出现压痛感

应该小心处理，首先要怀疑是否有脊髓神经损伤，应对措施——

（1）检查和监视呼吸是否畅通、呼吸和循环是否正常，注意不要使用压额抬颌的畅通法，应采用托颌法（见图 3-5）。

（2）紧急寻求医疗协助。

若运动员的意识清楚，则询问下列问题：

● 有疼痛感吗

● 手脚可以动吗（要求运动员用手指或脚趾抵住测试者的手，以确定肌力是否够

强、神经是否正常）

要固定运动员，除了紧急危险状况，避免任何移动。告诉运动员不要随便移动身体，并固定头、颈的两侧，避免头部的转动。

运动员意识不清时，则：

（1）用捏压患者的手脚来测试。如果没有反应，则可能是脊髓神经的损伤。

（2）如果无法确定，就当作脊髓神经的损伤来处理，直到完全确定为止。

若运动员因为直接撞击或是过度扭转而有下列现象：

• 有触痛感

• 受伤侧会疼痛

• 做动作时会有僵硬感和疼痛

• 疼痛会传至髋部或是腿部

• 排尿会痛

• 有血尿

怀疑是深层瘀伤或是肾脏损伤，也可能是严重的拉伤或扭伤，应对措施——

（1）在受伤后 48 小时内，每天冰敷至少 3 ～ 4 次，每次 15 ～ 20 分钟。

（2）做温和伸展以维持不痛范围的活动度，但不要过度伸展。

（3）不应继续比赛，除非动作不会引起疼痛。

（4）受伤的第一晚，叫醒运动员，继续做伸展和拉伸。

（5）如果继续疼痛、肿胀、有血尿或者有刺痛、麻的感觉传至下腹部时，必须立刻送医处理。

若运动员在活动时出现疼痛，而且：

• 动作引起疼痛，例如网球发球

• 活动越多，疼痛越严重

• 当活动停止，疼痛就减轻

怀疑是过度使用的酸痛，应对措施——

（1）运动前要用热敷并做伸展。

（2）包扎或贴扎。

（3）运动完冰敷。

（4）必须接受康复计划。

若有下列情况须寻求医疗协助——

- 伤得太严重，影响睡眠
- 数天后症状仍然存在
- 疼痛会传至身体其他部位
- 手臂或小腿有麻或刺痛感觉
- 手臂或小腿突然没有力量

三、腹部伤害

腹部运动伤害通常是因为直接撞击胃部或是太阳神经丛，造成横隔膜痉挛，引起呼吸困难。较严重的伤害是内脏（脾脏或是肾脏）的损伤。当腹部运动伤害发生时，运动员不应该再回去比赛，除非疼痛完全消除；如果怀疑有内脏的损伤，腹部不同部位受到撞击而出现特定部位的不适症状，即所谓的转位痛，必须紧急送医处理。

若腹部伤害是因为直接撞击腹部，而产生下列问题：

- 腹部疼痛或是压痛感
- 僵硬或是酸痛
- 腹部防卫性痉挛
- 头晕、呕吐
- 经过数小时之后，出现伤侧同边的肩膀疼痛
- 头晕、呕吐持续或加重
- 血尿

怀疑腹腔内部伤害发生，应对措施——

（1）使运动员屈膝、仰卧平躺。

（2）拿枕头或其他软的物体在腹部加压。

（3）如果有延迟性肩膀疼痛，代表内脏的损伤，应紧急送医处理。

（4）受伤处冰敷 15 ～ 20 分钟，小心观察，预防休克。

（5）不能继续比赛，除非动作不会引起疼痛。

若直接撞击到腹部的左上四分之一，且有以下症状：

- 腹部疼痛
- 腹部僵硬
- 呕吐
- 呈休克状态
- 左肩处疼痛

怀疑是脾脏破裂，须立即送医。

若右上腹受到直接的撞击，且：

- 被击中区出现疼痛及不适感
- 呈休克状态
- 在右肩胛下方、右肩、胸骨下方及胸腔左前侧出现转位痛

怀疑是肝脏挫伤，应送医处理。

直接撞击腹部造成伤害有以下症状：

- 呼吸困难或是无法呼吸
- 轻微腹部疼痛
- 出现过度换气

怀疑是轻微挫伤，应对措施——

（1）让运动员处于最舒服姿势，通常是屈膝平躺。

（2）除去身上紧的衣物，鼓励运动员用嘴巴做较长的呼气，用鼻子做短促吸气。

（3）要评估是否有内脏的损伤。

（4）对于过度换气，不要使用塑胶袋或是纸袋来呼吸，只要鼓励运动员缓慢呼吸即可。

躯干被扭转产生：

- 躯干前屈、后弯会产生酸痛
- 有触痛感

• 呼吸或咳嗽会产生疼痛

怀疑是轻微肌肉拉伤，应对措施——

（1）冰敷 15 ～ 20 分钟，每天 3 ～ 4 次。

（2）维持不痛的运动范围，但不要过度强力伸展。

跑步过程中腹部出现类似抽筋的疼痛，怀疑是侧腹痛，应对措施——

（1）将伤侧上肢尽可能抬高伸展。

（2）在腰部做躯体前弯动作。

（3）如果继续疼痛，停止运动，寻求医疗协助。

四、髋部及臀部伤害

若运动员感觉髋骨位置非常疼痛，类似骨折一样，这样的伤害会明显影响躯干的动作，例如体前弯和走路。另外髋部肌肉拉伤也很常见，大多是因为过度扭转造成。

若运动员受到直接撞击，出现下列现象：

• 立即疼痛

• 压痛感

• 肿胀

而且之后——

• 躯体动作（例如前屈、后弯、侧弯）非常困难和疼痛

• 无法跑步

• 咳嗽、呼吸产生疼痛

• 无法移动大腿

怀疑为髋部挫伤，应对措施——

（1）使用加长型弹力绷带加压。

（2）冰敷 15 ～ 20 分钟。

（3）做温和伸展，以维持不痛范围的活动度。

（4）受伤的第一晚，叫醒运动员，继续做冰敷、伸展和练习走路。

（5）不应继续比赛，除非动作不会引发疼痛。

（6）如果受伤48小时内，疼痛没有改善，应寻求医疗协助。

（7）继续冰敷，不要热敷。

若运动员出现下列现象：

• 跑步过程中感觉撕裂或有触电的感觉而且有压痛感

• 下肢活动时出现疼痛或是酸痛

怀疑是肌肉拉伤，应对措施——

（1）冰敷15～20分钟，每天3～4次，持续2～3天。

（2）做温和伸展，以维持不痛范围的活动度。

（3）受伤的第一晚，叫醒运动员，继续做冰敷、伸展和练习走路。

（4）不应继续比赛，除非动作不会引发疼痛。

（5）如果受伤48小时内，疼痛没有改善，应寻求医疗协助。

（6）继续冰敷，不要热敷。

若运动员能以正常速度跑步，没有疼痛或是跛脚现象，而且前屈、后弯、侧跑、改变方向、跑"8"字形都没问题，可以让运动员重回比赛，赛完应该继续冰敷。

五、腹股沟伤害

腹股沟受伤的原因，可能是突然快速地改变方向，或者双脚分开，下肢做扭转动作时而造成拉伤。腹股沟伤害和大腿肌肉拉伤一样，当运动员热身或伸展运动不足时，容易发生。

若跑步感觉撕裂声或触电感而且产生疼痛和压痛感——

• 侧抬脚时感觉疼痛

• 肿胀

• 触压时受伤处有僵硬感

怀疑是肌肉拉伤，应对措施——

（1）使用垫片和弹绷加压。

（2）在急性期内，使用冰敷及加压处理，每次15～20分钟，每天至少3～4次。

（3）做温和伸展，以维持不痛范围的活动度。

（4）受伤的第一晚，叫醒运动员，继续做冰敷及伸展。

若运动员在跑步过程中，没有感觉撕裂声或触电感但是——

- 触压时轻微疼痛

- 肿胀或僵硬不明显

- 柔软度正常

- 能以正常速度跑步，没有疼痛或是跛脚现象，而且前屈、后弯、侧跑、改变方向、跑"8"字形都没问题时

怀疑是轻微肌肉拉伤，应对措施——

（1）在急性期内，使用冰敷及加压处理，每次 15～20 分钟，每天至少 3～4 次。

（2）做温和伸展，以维持不痛范围的活动度，但不要过度强力伸展。

（3）可以包扎，让运动员重回比赛。

若伤害是由直接撞击到睾丸而引起，造成：

- 呼吸困难

- 局部剧烈疼痛

- 因为疼痛产生痉挛

怀疑是睾丸轻度创伤，应对措施——

（1）让运动员做类似棒球捕手蹲伏的姿势。

（2）让运动员上下轻跳，直到疼痛解除。

（3）如果上述方法无效，亦可采取膝长坐姿势，用双手将身体撑起放下，重复 2～3 次。或让伤者平躺，做屈膝碰胸动作。

（4）可冰敷伤处，预防肿胀，降低疼痛。

（5）如果继续疼痛、肿胀、呕吐、昏眩，则送医处理。

若疼痛的感觉在休息时较缓解，但运动时加剧，且：

- 随着运动而疼痛

- 有无力感，体能衰弱

怀疑是过度使用造成的拉伤，应对措施——

（1）比赛完冰敷。

（2）比赛前热敷和充分热身与伸展。

若腹股沟出现：

• 灼热疼痛

• 会痒

• 起疹子

可能是疥癣、皮肤感染或过敏，应对措施——

（1）保持腹股沟部清洁与干燥，例如，常更换已湿的衣物，使用爽身粉吸收汗水。

（2）向皮肤科医师求助。

第十章 下肢伤害的处理

一、大腿伤害

股骨周围由许多大肌肉保护着，在大腿前侧的称为股四头肌群。大部分的大腿伤害来自直接撞击或极度的拉扯动作，股四头肌的拉伤可能会由于运动初期或热身准备不足。

若运动员受到直接的撞击，且产生——

- 肿胀
- 疼痛及压痛
- 按压时有硬块
- 几小时过后有明显的淤血产生

怀疑是肌肉撞伤（淤血），应对措施——

（1）进行 PRICE。

（2）轻微伸展大腿前侧的肌肉。

（3）伤后 48 小时内，每天冰敷至少 3 ～ 4 次，每次 15 ～ 20 分钟。

（4）急性期内不宜热敷。

若运动员在跑或跳时感觉有"啪"一声或拉扯到的情形，且之后有——

- 压痛
- 腿部动作有刺痛及疼痛感
- 肿胀
- 几天后可能有明显的淤血产生

怀疑是肌肉拉伤（撕裂），应对措施——

（1）进行 PRICE 。

（2）保持受伤肌肉于伸展状态。

（3）伤后 48 小时内，每天冰敷至少 3 ～ 4 次，每次 15 ～ 20 分钟。

（4）急性期内不宜热敷。

二、腿后肌伤害

腿后的伤害常是肌肉的撕裂，这样的伤害常起因于爆发性的动作，例如跑步的加速或冲刺，腿后肌可能因为运动前的热身不足或肌力不足，通常发生在运动初期。

当跑或跳时，运动员觉得大腿后方有"啪"的一声或拉扯到的感觉，且受伤部位有——

- 触痛

- 肿胀

- 当屈膝或身体前弯，要触摸脚趾时有刺痛或疼痛的情形

怀疑是肌肉拉伤（撕裂），应对措施——

（1）进行 PRICE。

（2）在疼痛的部位加上护片，用弹力绷带包扎压迫。

（3）受伤后的第一个晚上将运动员叫醒，对腿后肌拉伤的部位做冰敷及轻微的伸展。

（4）保持肌肉在伸展状态，但不要强迫用力伸展。

若运动员在坐姿屈膝或触摸脚趾时并不觉得疼痛，且可以在不痛的、不跛行的状态下跑：

- 向前、向后

- 急停或转变方向

- "8" 字形

- 和运动专项相关的各方向动作

为了让运动员能再回到运动场上，应对措施——

（1）用绷带或护套保护受伤部位。

（2）伤后 48 小时内用冰敷，每次 15～20 分钟，每天至少 3～4 次。

（3）在不痛的范围内利用伸展来维持肌肉最佳的柔软度。

三、膝关节伤害

当膝关节受伤时，很容易使运动员产生高度的焦虑。膝关节伤害的严重性常不容易确定，所以，如果是因外力造成而非过度使用而产生的伤害，则必须进行完整的医疗评估。

若受伤时运动员有以下情形：

- 疼痛感
- 听见"啪"的一声、有断裂的感觉
- 卡住的感觉
- 膝关节不正常、明显的变形
- 无法正常走路
- 无法伸直或弯曲膝关节

怀疑膝关节内的构造有扭伤的情形或可能有骨折，应对措施——

（1）脱去膝上的衣物，如果膝关节明显脱臼，千万不要强迫将它放回正常位置，应将膝关节用夹板固定在受伤时的位置，立刻寻求医疗协助。

（2）进行 PRICE。

（3）经过医疗评估，医生许可后才可以再参与运动。

若和健侧膝比较后，运动员有以下情形：

- 当伸直或弯曲膝关节时会疼痛
- 按压受伤区域时疼痛
- 无法用伤肢单独负重
- 对深蹲感到恐慌

怀疑膝关节可能有扭伤的情形，应对措施：

（1）进行 PRICE，建议使用拐杖。

（2）经过医疗评估，医生许可后才可以再参与运动。

（3）注意肿胀的情形。严重的韧带伤害，受伤后 24 小时内的肿胀会比受伤当时还要严重。

若运动员不可以用伤脚单脚负重，但可以不跛行用正常速度跑：

- 向前、向后
- "8" 字形
- 急停或转变方向

怀疑是轻度扭伤，应对措施——

（1）进行 PRICE。

（2）运动员或许可以在适当的贴扎或护具保护下，继续参与运动，但最好还是先经过医疗评估。

若疼痛是慢性且持续的，因为跑、跳而引起，且有以下情形：

- 活动时加剧
- 轻压膝盖骨会有酸痛产生
- 膝盖骨附近的肌肉感觉虚弱

怀疑是过度使用的伤害，应对措施——

（1）运动前热敷。

（2）运动后冰敷。

（3）寻求医疗协助以获得适当的康复计划和支撑性的护具或护套。

若膝盖骨受到直接的撞击后，运动员有以下情形：

- 疼痛
- 肿胀
- 压痛
- 淤血

怀疑是撞挫伤，应对措施——

进行 PRICE。

若在一次强力的撞击或重复性的冲击后，运动员有以下情形：

- 中度的疼痛

• 膝盖骨感觉肿胀

怀疑是冲撞性的滑囊炎（膝关节积水），应对措施——

（1）进行 PRICE 。

（2）如果伤后严重，可以由医生将液体抽出。

若膝关节扭转或扭伤后运动员有以下情形：

• 感觉关节位置错位、听到"啪"的一声、卡住或没办法动

• 感觉疼痛

• 无法完全弯曲或伸直膝关节

怀疑是软骨（半月板）伤害，应对措施——

（1）进行 PRICE 。

（2）寻求医疗协助。

若在膝关节受到外力撞击或产生扭转后，运动员有以下情形：

• 听到"啪"的一声

• 疼痛

• 肿胀

• 松掉的感觉

怀疑是韧带伤害，应对措施——

（1）进行 PRICE。

（2）寻求医疗协助。

若撞击或扭转造成膝盖骨向膝关节的外侧移动，且有以下情形：

• 可能有肿胀

• 无法弯曲或伸直膝关节

• 疼痛

• 变形

怀疑是膝盖骨脱臼，应对措施——

（1）进行 PRICE 。

（2）不要尝试将脱臼的膝盖骨推回正常位置（有时膝盖骨会自己跑回去）。

（3）寻求医疗协助。

若腿部受到强力的撞击或突然且强迫的扭转后，膝关节有以下情形：

- *极度的疼痛*
- *变形*
- *小腿远端触摸不到脉搏（跟腱和内踝间的凹陷处）*

怀疑是膝关节脱臼，应对措施——

（1）立刻寻求医疗协助。

（2）不要为了确定伤害的种类或严重性而移动受伤的膝关节，因为这种做法可能会造成更多的组织破坏。

四、胫前（小腿前侧）伤害

小腿有胫骨和腓骨两块骨头。大部分的小腿胫前疼痛是因为过度使用产生的拉伤，如跑、跳等，偶尔会有骨头因过度使用而产生疲劳性骨折的情形。

若运动员的胫骨受到直接的撞击，且有以下情形：

- *触痛*
- *剧痛*
- *有异常的刺痛感在胫前上下来回出现*
- *脚踝的上勾、下压动作有困难*
- *脚趾或足部有麻或冰冷的感觉*

怀疑是撞挫伤，应对措施——

（1）进行 PRICE，用弹力绷带固定、压迫，伤后 48 小时内冰敷，每次 15 ~ 20 分钟，每天至少 3 ~ 4 次。

（2）运动员若要继续参与运动，要看疼痛的程度和腿部功能是否正常，且要有适当的支撑保护。

（3）如果有麻或刺痛的感觉，应寻求医疗协助。

受到直接的外力撞击或扭转出现以下情形：

- *疼痛*

- 肿胀

- 明显的变形

- 触痛

怀疑是小腿骨折，应对措施——

（1）进行 PRICE 。

（2）使用夹板固定伤肢。

（3）寻求医疗协助。

小腿胫前在运动中感觉疼痛，但：

- 运动停止后疼痛的感觉便明显消失

- 疼痛的感觉因活动量增加而加剧（如跑步距离加长、跑山坡等）

怀疑是胫前疼痛，应对措施——

（1）运动前用冰袋冰敷，当运动员恢复状态良好之后，便可进行热敷。

（2）使用下列的贴扎方式：

- 使用 X 型足弓贴扎法支撑足弓（用 1 寸或 1.5 寸的贴布）

- 用 3 寸的弹性绷带（或贴布）包扎最酸痛的点（由酸痛区域的下方开始，螺旋状向上绕）

（3）运动后冰敷 15 ～ 20 分钟。

（4）减少运动量直到不痛为止。

骨头上的疼痛是慢性的，且：

- 运动中疼痛很明显

- 运动停止后疼痛感并没有消失

- 睡觉时疼痛感很明显

- 疼痛范围如硬币大小

怀疑是疲劳性骨折，应对措施——

（1）进行 PRICE 。

（2）寻求医疗协助。

（3）经过医疗评估，医生许可后才可以再参与运动。

五、小腿及跟腱伤害

跟腱与小腿后方的腓肠肌和比目鱼肌连接而接到足跟上。小腿后侧肌肉的伤害可能因为直接的撞击而造成，或因为剧烈拉扯而拉伤。拉伤的情形常见于和"跑、跳、爆发性起跑、急停或方向改变"等相关的运动。跟腱的撕裂或完全断裂并不常见，但可能发生在这些爆发性的运动中。

若运动员听到跟腱发出"啪"的一声，且出现以下情形：
- 连续的疼痛或运动时会痛
- 触痛
- 无法用伤脚单侧负重
- 无法做踮脚尖的动作
- 无法控制足部的动作

怀疑是跟腱断裂，应对措施——

（1）进行 PRICE。

（2）让受伤的运动员使用拐杖，并寻求医疗协助。

（3）垫高双脚脚跟，以减少压力。

（4）经过医疗评估，医生许可后才可以继续参与运动。

若运动员跟腱受到直接的撞击造成：
- 肿胀
- 踝关节上下活动时觉得疼痛或压痛
- 按压受伤区域感觉有硬伤

怀疑是肌肉撞挫伤，应对措施——

（1）受伤后 48 小时内冰敷，每次 15～20 分钟，每天至少 3～4 次。

（2）加上护片用弹性绷带包扎，压迫伤处。

（3）尽可能维持受伤前的柔软度，但不要勉强用力伸展肌肉。

若运动员跑或跳时，听到小腿后方的肌肉或膝关节的后方有"啪"的一声或拉扯到的感觉，且之后出现以下情形：

- 压痛

- 踝关节上下活动时觉得疼痛或刺痛

- 肿胀

怀疑是肌肉拉伤，应对措施——

（1）受伤后的48小时内冰敷，每次15～20分钟，每天至少3～4次，并用弹性绷带加垫片压迫伤处。

（2）在压痛、刺痛消失，确定可以活动之前，不应参与运动。

若运动员感觉：

- 疼痛的感觉局限在脚跟上方

- 跑或跳时疼痛

怀疑是跟腱发炎，应对措施——

（1）用冰袋冰敷15～20分钟，每天至少3～4次。

（2）休息。

（3）在鞋内放进足跟杯或垫片将足跟垫高，以减少跟腱的压力。

若运动员可以：

- 用伤肢单独支撑体重做踮脚尖的动作

- 在不痛、不跛行的状态下，用正常的速度向前、向后跑或跑步改变方向

- 做到正常的柔软度

可以恢复运动，但应该做到——

（1）运动前热敷。

（2）用弹性绷带、护具或贴扎支撑保护伤处。

（3）运动后冰敷。

（4）寻求医疗协助以获得适当的康复计划。

若运动员小腿肌肉：

- 非常疼痛的痉挛或抽筋

- 让运动员无法运动

怀疑是肌肉抽筋，应对措施——

（1）让运动员坐下、腿部伸直，轻轻地伸展小腿肌肉，慢慢将足部往胫骨的方向拉

并维持 1 分钟，然后再慢慢松开（见图 10-1a）。

（2）让运动员做弓箭步，抽筋的腿在身体的后方，将前侧腿慢慢弯曲以伸展后侧腿的小腿肌肉，尽量保持侧腿的足底平贴于地面且膝部伸直（见图 10-1b）。

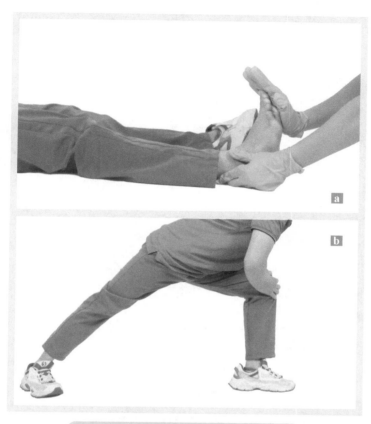

图 10-1　小腿肌肉抽筋的处理方法 a.b

（3）用手的力量按压抽筋的小腿（不要用按摩的方式）。

（4）在抽筋处放上冰袋冰敷，可以让肌肉放松，但冬天除外。

（5）不要给盐片（因为盐片会使循环系统中的液体流出到胃里）。

（6）当因水分不足而造成抽筋时，则补充水分，避免喝糖分太高的饮料，因为会导致胃排空的速率降低。

注意：运动员要回到运动场上有以下几个条件：

• 可以用腿部支撑体重且不觉得疼痛（双脚平放及踮脚尖时）

• 可以向前跑、8 字形跑、改变方向跑

六、踝关节伤害

踝关节的伤害以扭伤居多，其中 80% 的扭伤发生在踝关节的外侧，主要是踝关节向内翻及跖屈的动作所造成。如果处理不当，踝关节日后会愈来愈容易扭伤。

若受伤的运动员有以下情形：

- 疼痛
- 感觉有"啪"的一声或撕裂，且和另一侧的踝关节比较后，受伤的踝关节

    失去功能（无法使力）

    肿胀

    在伤处上、下及两侧压痛

怀疑是踝关节扭伤，应对措施——

（1）脱去运动员的鞋、袜。

（2）暂时不要移动或测试受伤的踝关节。

（3）进行 PRICE：

P（保护）：保护受伤部位。

R（休息）：脚踝不负重。

I（冰敷）：受伤后 48 小时内用碎冰块每 2～3 小时冰敷一次，每次冰敷 15～20 分钟，碎冰块以符合受伤区域的轮廓为宜。有时为了保护受伤部位较敏感的皮肤，冰敷时先在皮肤上轻轻绕上一层浸湿的弹性绷带，其余的绷带再将冰袋固定在受伤的部位上。

C（压迫）：用 1/2 吋厚的马蹄型软垫或任何其他柔软的物品（如运动员的袜子），压迫在踝的周围成一个 U 型，然后再用弹性绷带包扎起来。

E（抬高）：让受伤的部位尽量保持抬高到腰部以上的高度，保持压迫、抬高的步骤到肿胀消失为止。

（4）在恢复运动员训练之前，必须先经过医疗评估。

若受伤运动员有以下情形：

- 受伤的踝关节和健侧比较后，发现有不正常的变形
- 无法以伤肢负担任何重量

- 用伤肢负重时，有碎裂物或有东西在碾磨的感觉

- 用健侧脚单脚在场上跳动时，感觉伤侧脚疼痛

- 感觉麻、刺或足部冷

- 在疼痛的部位附近按压时，觉得痛感由伤处辐射状传出或有压痛的情形

- 肿胀——可能踝关节的两侧都有肿胀

怀疑是骨折，应对措施——

（1）进行 PRICE。

（2）固定踝关节。

（3）寻求医疗协助。

注意：肿胀的多少或疼痛的程度并不代表伤害的严重程度，受伤后的 48 小时内避免对受伤部位使用热敷。当有踝关节骨折、脱臼、严重扭伤的情形时，务必寻求医疗协助。

七、足部伤害

运动中，足部伤害是很常见的，因足部扮演着支撑体重的角色。足部的扭伤、拉伤或骨折可能因撞击而造成或者是来自慢性伤害，例如足弓拉伤。有些足部伤害可能不至于使运动员无法运动，但会使运动员能力受限而无法发挥最佳水平。

若足部有严重的疼痛且和健侧比较后，受伤部位有：

- 肿胀

- 明显的变形

- 受伤部位附近压痛

- 按压时疼痛由伤处辐射状传出

- 麻且冷的感觉

- 失去功能（例如在负重时无法动作或疼痛）

怀疑可能是骨折或扭伤，应对措施——

（1）进行 PRICE。

（2）小心可能会有休克的情形。

（3）若疼痛持续，在运动员恢复运动训练前，必须先经过医疗评估。

（4）如果有需要，应让运动员使用拐杖。

若脚趾有以下情形：

- 严重的疼痛

- 肿胀

- 有时会有严重变形

- 触摸时有疼痛或压痛的情形

- 当负重时无法动作或疼痛

- 失去功能或活动度

怀疑可能是骨折或扭伤，应对措施——

（1）进行 PRICE。

（2）将受伤的脚趾和邻近未受伤的脚趾贴扎起来，两脚趾间放上吸汗的物品，保持脚趾间的干燥，防止受伤部位感染。

（3）运动员恢复运动训练之前，必须先经过医疗评估。

（4）若有需要，应让运动员使用拐杖。

若疼痛是慢性的，且：

- 在运动中很明显

- 在运动完成之后并未停止

- 是在受撞击的骨头上（疼痛区域约硬币大小）

- 肿胀在疼痛部位产生

怀疑可能有疲劳性骨折，应对措施——

（1）受伤部位冰敷 15～20 分钟。

（2）停止所有的运动。

（3）将甜甜圈型软垫放在受伤部位上用以分散压力。

（4）在恢复运动训练之前必须先经过医疗评估。

若疼痛位于足底，且：

- 因日常训练改变（如跑步的时间或距离增加、跑上下坡、在硬地板上跳跃等）而产生酸痛

- 疼痛是逐渐形成的

怀疑是足跟瘀血、足跟长骨刺或足弓拉伤，应对措施——

（1）运动后冰敷15～20分钟，每天至少3～4次。

（2）用硬的塑料足跟杯或用贴扎支撑疼痛部位。

（3）寻求医疗评估。

若疼痛产生在足跟后方与鞋子摩擦的部位（类似跟腱炎），怀疑是滑囊炎，应对措施——

（1）冰敷15～20分钟，或用冰袋按摩5～7分钟，每天5～7次。

（2）用甜甜圈状软垫或其他垫子放在疼痛区域上，以减少摩擦、分散压力。

（3）多按压鞋子硬的区域，多折几次以增加鞋子的柔软性。

（4）若发炎使正常的运动训练中断，则休息并寻求医疗评估以获得适当的治疗。

若疼痛产生在大拇趾下方的球形区域，且若当按压球状形区域或将大拇趾往后拉伸展肌腱时，这个区域会有疼痛产生，则怀疑是籽骨发炎，应对措施——

（1）冰敷15～20分钟，每天至少3～4次。

（2）放一个垫子在疼痛区域的下方，以减少运动对患部的冲击。

（3）若疼痛持续，则寻求医疗评估。

当向前跨步或用脚趾着地时，大拇趾的基部（可能也包括其他脚趾）有疼痛和肿痛产生，怀疑是趾关节发炎，应对措施——

（1）冰敷15～20分钟，每天至少3～4次。

（2）将受伤的脚趾和邻近未受伤的脚趾用贴扎固定。

（3）在鞋内放入硬的鞋垫，以减少鞋子的柔软性。

（4）如果疼痛持续，则寻求医疗协助。

若证实没有骨折的情形，且运动员可以在不痛的状态做到以下动作：

• 仅用伤肢支撑重量

• 用双脚的脚趾站立，且两脚承受的重量平均

• 用双脚1分钟完成5次的开合跳

• 向前、向后跑

• 用伤肢单脚跳

- 不跛行、用正常的速度跑 8 字形

- 完成和专项运动相关的特殊性运动

运动员应该可以恢复运动训练，应对措施——

（1）运动后若有酸痛的情形，应该冰敷。

（2）当有需要时，用适当的贴扎、护具或保护垫支撑受伤部位。

（3）恢复运动训练之后，如果慢性的疼痛很快复发，则必须再寻求医疗评估。

关于水泡的处理，若皮肤有一个"热点"（疼痛且红的区域），处理方法——

（1）用冰袋或冰水让"热点"降温。

（2）将润滑膏或凡士林涂抹在疼痛部位。

（3）在纱布或创可贴涂些药膏或凡士林，或用防摩擦的甜甜圈软垫。

（4）用第二层人工肤膜（防摩擦的垫子）覆盖其上，以减少摩擦。

若水泡已经破掉，且液体或血液已经渗出或流出，处理方法——

（1）消毒、清理伤口。

（2）根据以下已破水泡的处理流程进行治疗。

若脚上的水泡还没破掉，处理方法——

（1）剪一块防磨垫，并在中间剪一个洞，洞的大小与水泡面积相当。

（2）在水泡上抹一厚层润滑膏或放上第二层皮肤膜。

（3）将剪好洞的防磨垫贴在水泡上。

（4）将纱布放在润滑膏和防磨垫的外面。

（5）将纱布固定贴好。

（6）持续以上方法，直到水泡消失为止。

脚上的水泡已经破掉，或水泡未破但非常疼痛，甚至影响走跑，处理方法——

（1）戴上手套将水泡的水挤干。

（2）用剪刀修剪水泡的边缘，并用小镊子将水泡上的皮拿掉。

（3）消毒、清理伤口并抹上抗菌药膏。

（4）重复上述针对未破水泡的处理方式，并用一块垫子保护水泡。

（5）持续以上方法，直到水泡消失，皮肤愈合为止。

（6）注意是否有感染的症状（如化脓、疼痛增加、发红等），如果已经有感染的情形，则寻求医疗协助。

八、厚茧 / 鸡眼 / 香港脚

因为皮肤表面积大、常出汗、摩擦且运动环境中有许多病原体存在，所以皮肤问题常发生在运动员身上。

不痛的死皮因慢性的刺激而产生厚茧，应对措施——

（1）用温水浸泡厚茧，使皮肤变软。

（2）将皮肤彻底地擦干，用砂纸、锉刀将茧刮下，直到摸起来感觉和附近皮肤感觉一样平坦为止，但不要用剃刀刮。

（3）用润滑乳液使皮肤变柔软。

若长茧处会痛且长在脚趾间，怀疑是软鸡眼，应对措施——

（1）用肥皂水洗净并彻底擦干。

（2）用一小片吸汗物品放在脚趾间，保持脚趾间的干燥。

（3）不要随便使用电视广告中的杂眼移除产品，最好找皮肤科医师协助处理。

若长茧处会痛且长在脚趾上，怀疑是硬鸡眼，应对措施——

（1）将甜甜圈状软垫或马蹄形软垫贴在杂眼的上方以分散压力。

（2）请医师将杂眼移除。

若有红色、鳞状的疹子长在脚趾上，且灼热、发痒，怀疑是香港脚，应对措施——

（1）每天换袜子保持足部的干爽。

（2）使用足部专用粉末吸收汗水。

（3）在患部涂抹抗霉菌软膏。

（4）如果以上处理都无效，则寻求医疗协助。

第十一章　环境伤害的处理

一、晒伤

很难确定到底多少量的紫外线会造成晒伤，通常都是等到晒伤之后才知道。

若运动员有以下现象：

- 皮肤晒红后30分钟消失，但在2～6小时左右又出现，最红时是在10～24小时，之后慢慢消失，这种现象可视为一度晒伤
- 如果有水泡和疼痛出现，可视为二度晒伤
- 出现下列症状，则可视为最重的晒伤——

    脱水

    发烧、畏冷和呕吐、反胃

    剧烈疼痛

    热中暑或热衰竭

    水泡破裂

晒伤的应对措施——

（1）避免继续日晒。

（2）如果眼睛受影响，则需要看医生。

（3）保持冰敷大约30分钟，但注意不要直接将冰块敷在皮肤上，以免冻伤，可以用湿毛巾包着冰块使用。

（4）不要弄破水泡，如果水泡已经破裂，做伤口处理，要预防感染。

（5）如果肢体有肿胀，可以做抬高处理。

（6）可以补充一些水分。

（7）如果出现中暑或热衰竭，要加以处理。

二、热病

　　只要是在热而潮湿的环境下运动，就有可能发生热病；但如果能随时注意补充水分，就能有效预防热病。但要牢记热病一旦发生就视为紧急事件，需要立即送医处理。

　　运动员在热而潮湿的环境运动，若有下列现象：

• 体温超过 40 摄氏度

• 呼吸和脉搏急促

• 失去方向感、判断能力

• 可能并发癫痫

• 皮肤干燥、潮红（关键征兆）

• 停止排汗

怀疑是中暑，应对措施——

（1）立即送医并注意呼吸及循环。

（2）先将运动员移至阴凉处，并脱去外部衣物或装备。

（3）冰敷散热较快的部位，如颈部、腋下、腹股沟等。

（4）搧风或使用风扇或冷气帮忙降温。

（5）若意识仍清醒时，可将身体浸泡水中，降低体温。

（6）每 5 ～ 10 分钟注意体温的变化，如果降至 38 摄氏度，停止降温动作。

（7）可以将头部稍微抬高。

（8）小心处理癫痫。

　　若运动员有下列现象：

• 大量流汗（关键征兆）

• 身体虚弱、疲劳

• 脉搏急促而微弱

• 体温不正常

• 头痛、晕眩

• 呕吐、恶心

怀疑是热衰竭，应对措施——

（1）先移至阴凉处。

（2）使运动员平躺，下肢抬高。

（3）用湿毛巾冰敷或湿衣物覆盖运动员，并搧风加以降温。

（4）假如运动员意识清醒，可以给予冷饮料。

（5）运动员要回去比赛，必须经过医师同意。

若运动员有下列现象：

• 严重抽筋或肌肉痉挛

• 腹部肌肉抽筋

怀疑是热痉挛，应对措施——

（1）先移至阴凉处。

（2）帮忙处理抽筋，缓慢伸展抽筋肌肉。

（3）补充水分或给予冷饮料。

（4）注意不要按摩或摩擦抽筋的肌肉。

（5）如果 5 分钟后没有改善，则送医处理。

三、冻伤

在零摄氏度以下环境中运动，很容易发生冻伤，特别是在温度很低且风速又很快的环境下。最常发生冻伤的位置，包括手指、脚趾、耳朵和鼻子。

若运动员在寒冷的环境运动中有下列现象时：

• 皮肤颜色变得较亮或苍白

• 肢体感觉麻木但不会疼痛

怀疑是轻微冻伤，应对措施——

（1）将运动员移至温暖地方。

（2）脱掉湿且冷的衣物。

（3）逐渐回温，可以使用双手在受冻的部位保暖。

（4）如果是手受寒，可以放在腋下保暖。

（5）在回温的过程中，会出现刺痛或是灼热的感觉，这是正常现象。

（6）如果在回温的过程中，肢体没有反应，可能是较严重的冻伤。

若运动员还有下列现象：

• 皮肤更苍白，呈蜡状

• 刚开始感觉疼痛，后来就没有疼痛感

• 触压皮肤时，会感觉表皮僵硬，但皮下组织是软的

怀疑浅层组织有冻伤，但不管是浅层还是深层组织的冻伤，处理方式都一样，应对措施——

（1）尽快送医。

（2）帮助回温——将肢体浸泡于温水中（38℃～40℃），但注意不是热水。

（3）回温动作必须持续进行，直到组织变柔软。

（4）对于耳朵或是脸部的冻伤可以使用温的毛巾或衣物帮助回温。

（5）注意当肢体回温之后，不要再受到风害，否则容易造成更大结晶，产生更严重伤害。

（6）如果有水泡形成，不要弄破。

（7）不要搓揉冻伤的肢体。

（8）若有肿胀、疼痛，则将肢体抬高。

（9）如果已经解冻回温，可以用无菌纱布置于手指或脚趾间，用来吸收湿气且可预防彼此黏连。

四、低体温

当身体体温低于35摄氏度，且身体没有足够的能力来维持核心温度时，容易产生低体温的问题。而这种体温过低的现象，大多是运动员穿着不够保暖或是穿着湿的衣物在寒冷的环境运动所导致。

如果运动员在寒冷的环境运动，有下列现象：

• 身体发抖

- 讲话不清，结结巴巴
- 手的动作变笨拙
- 走路蹒跚
- 手脚冰冷

怀疑是轻微的体温过低，应对措施——

（1）将运动员移至温暖的地方。

（2）帮运动员保温，可以增加一些绝缘衣物，或是将头部包住，因为大部分的体热是经由头部散失。

（3）换掉湿的衣物。

（4）可以使用热敷包敷于头部、颈部、胸部和鼠蹊处，但注意不要造成烫伤。

（5）可用毛毯包住身体。

（6）若有意识，可给予热饮料。

（7）必要时紧急送医。

注意：处理过程要小心和缓慢，如同对待上肢和下肢骨折一样（因为过度移动会使冷冻的血液流回心脏，可能导致心跳停止）；不要摩擦手臂和小腿；不要同时做肢体和胸腹部的回温。

如果运动员有下列现象：

- 再度发抖
- 肌肉僵硬
- 皮肤出现青紫色的外观
- 脉搏和呼吸变慢
- 瞳孔放大
- 意识不清，类似死亡

怀疑是严重的低体温症，应对措施——

（1）将运动员移至温暖的地方。

（2）处理过程要小心、缓慢，当作上肢和下肢骨折一样。

（3）用毛毯包住身体。

（4）不要摩擦手臂和小腿。

（5）不用做回温动作。

（6）紧急送医。

第十二章 杂 症

一、运动引起的气喘

这是一种因运动而引起的气管痉挛现象，是指在从事激烈运动几分钟之后所引发呼吸道变窄的现象。气喘通常在激烈运动结束后 5 ～ 10 分钟达到最严重的情形，在此之后的 20 ～ 30 分钟，症状会逐渐消退。因运动而引起的气喘会令人惊慌失措，大多数人对此症状也少有准备。

若运动员在运动时有：

- 咳嗽
- 胸口很紧
- 呼气时有怪声
- 呼吸短促
- 耐力变差了

应采取下列措施——

（1）询问运动员是否有携带医师开的药（通常是一种喷雾剂）。

（2）帮助运动员服用药物。

（3）如果有测量呼吸气量的仪器，可以帮运动员测量呼吸空气流量，如果空气流量增加表示气喘的情况在好转中，如果流量降低表示症状在恶化当中。

（4）如果在服用药物 15 ～ 30 分钟之后，症状仍没有改善，应立刻送医求诊。

注意：患有气喘的运动员通常可以在运动之前服用治疗气喘的药物，并且在运动前做渐进的热身运动和运动后的整理活动运动，如此症状可以得到适当的控制。

若运动员出现下列症状：

- 指甲或嘴唇变紫或灰色
- 呼吸、走路与说话都有困难
- 颈部、胸腔向后塌陷，鼻孔张开
- 药物无法控制，症状持续恶化

应采取下列措施——

（1）启动紧急医疗系统。

（2）注意患者的呼吸道畅通、呼吸及心跳，并准备随时提供 CPR 之急救措施。

（3）以嘴唇变窄一点的方式呼吸，可以减少呼吸道阻塞的可能。

二、癫痫

癫痫是指一种因脑部受到不正常电波刺激所产生的疾病，可分为抽搐型与非抽搐型两种。抽搐型通常伴随着 2～5 分钟的抽搐、完全失去意识以及肌肉痉挛。非抽搐型可能只有几秒钟的视觉空白、手或脚非意识的活动，或是无目的的肢体活动，但对身体周遭环境的感觉是模糊或一片空白。癫痫本身不会随时发作，它发作的原因可能是最近或过去脑部所受到的伤害、脑瘤、中风、过高的体温（发烧）或糖尿病。

一些人认为，有癫痫倾向的人不应参与运动，因为运动对身体带来的刺激与劳累可能会增加癫痫发作的危险，然而这种想法并不被多数专家认同。也有人建议容易发生癫痫的人不应该参与危险性的运动（如游泳、登山、跳水、体操、滑翔翼），因为可能在从事该项运动时发生癫痫。

当容易有癫痫发作的运动员参与运动时，必须服用适当的抗癫痫药物。

运动员本身过去有癫痫的病历，并且：

- 癫痫持续时间在 10 分钟之内
- 在没有其他并发症的情况之下恢复意识
- 没有任何受伤的症状或身体受损

不必呼叫救护车，采取以下措施——

- 让运动员躺在地上
- 将运动员附近的物品移开，以免运动员的头、手、腿因抽搐撞击而受伤，勿强硬

限制运动员身体的动作

- 宽松衣带

- 勿将任何物品放进运动员的口中

- 在抽搐结束之后，让运动员侧躺，以保持其呼吸道畅通

- 观察呼吸与心跳

- 尽可能寻找有隐密性的地方让运动员休息，以保护运动员的个人隐私

- 让运动员休息

- 在运动员再次参与运动前，接受医生检查

若癫痫发生，无法得知癫痫发生的原因而且：

- 癫痫持续时间超过 5 分钟

- 癫痫一次又一次的发作，间隔的期间运动员无法有清醒的意识

这是一种医学上的紧急状况，立刻呼叫救护车，采取以下措施——

- 让运动员躺在地上

- 将运动员附近的物品移开，以免运动员的头、手、腿因抽搐撞击而受伤，不要强硬限制运动员身体的动作

- 宽松衣带

- 不要将任何物品放入运动员的口中

- 观察呼吸与心跳

- 在抽搐结束之后，让运动员侧躺，以保持其呼吸道畅通

- 等待救护车送医

三、糖尿病

糖尿病是指身体无法适当地应用碳水化合物，胰脏无法分泌足够的胰岛素。胰岛素的功能是将血液中的糖分带入细胞中供使用，当有过多的糖留在血液中无法进入细胞，身体便必须依赖脂肪做燃料。由于血糖是身体主要的燃料，当它无法被利用时，就会形成糖尿病。

当血液中的胰岛素太少而造成血中的糖分过高时，可能会发生糖尿病昏迷。糖尿病的另一种类型"胰岛素休克"，则是因为患有糖尿病的人摄取过度的胰岛素，或很久没

有吃东西。此时运动员的血糖会降低到一个危险的程度，会变得虚弱，意识模糊或丧失意识。以上这两种情形如果不设法改善，都可能会致命。

若运动员有突然或迅速的变化状况：

- 感到饥饿
- 变得易怒或暴躁
- 面色惨白、皮肤湿冷
- 步履蹒跚、肢体动作不协调
- 迷糊、不知方向
- 昏倒失去意识

怀疑是胰岛素休克，应对措施——

（1）若运动员仍然清醒，给他吃一点糖类食品（饮料、糖果或果汁），不要提供低糖饮料。

（2）若运动员失去意识，使其侧躺，沾一点细糖在运动员的舌下，因为部分的糖可经口中的黏膜吸收。

（3）启动紧急医疗系统。

若运动员出现以下状况：

- 极度的口干与口渴
- 很想睡觉
- 皮肤红、热、干燥
- 呕吐
- 呼出的气体有水果的味道，或类似丙酮的味道（似指甲油的味道）

怀疑是糖尿病性昏迷，应对措施——

（1）送医或启动紧急医疗系统。

（2）若无法得知运动员是因血糖过高还是过低引起的症状，则提供一些含糖的饮料或食品给运动员。

附录一　急救箱内必备物品

- 求救电话卡
- 零钱或电话卡
- 酒精或过氧化氢
- CPR 吹气面罩
- 各式创可贴（不同尺寸）
- 绷带剪
- 急救软膏或抗菌软膏、杀菌药皂
- 塑料袋（冰敷用）、凡士林
- 3 寸及 4 寸弹性绷带、助黏剂及去黏剂
- 三角巾、1.5 寸白贴布、人工皮肤膜
- 生理盐水、人工皮肤膜
- 消毒纱布卷、消毒敷料
- 隐形眼镜盒、蚊虫叮咬急救包
- 镜子、安全别针
- 笔灯（小手电筒）、不同厚度的泡棉护垫
- 压舌板、检查用手套
- 消毒棉花棒、棉球、温度计
- 蝴蝶型贴布
- 剃须刀

附录二　紧急资料卡

运动员姓名：

年龄：

专长：

出生年月：

身份证号码：

电话：

地址：

紧急联系人姓名：

关系：

电话（住家）：

地址：

电话（工作地点）：

* 以下为运动员个人健康记录，请务必填妥下列问题

（1）是否对药物过敏？若是，是何种药物？

（2）是否有其他过敏情形（如虫咬或灰尘）？

（3）是否有气喘？糖尿病？癫痫？

（4）目前是否有在使用药物？若有，是何种药物？

（5）是否带隐形眼镜？

（6）其他：

运动员签名：

日期：

参考文献

［1］海云：《异物卡喉应用海氏急救法》，《农村新技术》2016 年第 8 期。

［2］中国红十字总会：《救护师资教程（二）心肺复苏与创伤救护》，北京：人民卫生出版社，2015。

［3］美国心脏协会：《拯救心脏 急救 心肺复苏 自动体外除颤器》，杭州：浙江大学出版社，2017。

［4］王立祥、孟庆义、余涛：《2016 中国心肺复苏专家共识》，《中华灾害救援医学》2017 年第 1 期。

［5］中国医学救援协会、中华护理学会：《现场心肺复苏和自动体外心脏除颤技术规范》，《中华护理杂志》2018 年第 S1 期。

［6］孙小华、李豪杰：《运动防护》，北京：北京体育大学出版社，2014 年。

［7］杨忠伟、李豪杰：《运动伤害防护与急救》，北京：高等教育出版社，2015。

［8］美国心脏协会：《2020AHA 心肺复苏及心血管急救指南》，2020。

图书在版编目（CIP）数据

运动损伤急救 / 生命链急救编 . —北京：社会科
学文献出版社，2022.3（2025.1 重印）
（公众急救科普系列）
ISBN 978-7-5201-9848-6

Ⅰ.①运…　Ⅱ.①生…　Ⅲ.①运动性疾病—损伤—急
救　Ⅳ.①R873.059.7

中国版本图书馆 CIP 数据核字（2022）第 039451 号

公众急救科普系列
运动损伤急救

编　　者 / 生命链急救

出 版 人 / 冀祥德
责任编辑 / 许春山
责任印制 / 王京美

出　　版 / 社会科学文献出版社·教育分社（010）59367261
　　　　　　地址：北京市北三环中路甲 29 号院华龙大厦　邮编：100029
　　　　　　网址：www.ssap.com.cn
发　　行 / 社会科学文献出版社（010）59367028
印　　装 / 河北虎彩印刷有限公司

规　　格 / 开　本：787mm×1092mm　1/16
　　　　　　印　张：6　字　数：91 千字　图片数：63 幅
版　　次 / 2022 年 3 月第 1 版　2025 年 1 月第 4 次印刷
书　　号 / ISBN 978-7-5201-9848-6
定　　价 / 48.00 元

读者服务电话：4008918866